In Erinnerung an die beste Katze der Welt,
meinen Kater Wallace, der einen
unermesslichen Beitrag zu den Vorarbeiten
für dieses Buch geleistet hat.

Ignacja Glebe

Das kleine Buch vom Ayurveda

Mehr Energie und Ausgeglichenheit für Körper, Geist und Seele

Aus dem Englischen übersetzt
von Karin Weingart

WILHELM HEYNE VERLAG
MÜNCHEN

Die Originalausgabe erschien 2021 unter dem Titel *The Little Book of Ayurveda* bei Gaia Books, einem Imprint von Octopus Publishing Group Ltd, Carmelite House, 50 Victoria Embankment, EC4Y 0DZ, England.

Die in diesem Buch vorgestellten Informationen und Empfehlungen sind nach bestem Wissen und Gewissen geprüft. Dennoch übernehmen die Autorin und der Verlag keinerlei Haftung für Schäden irgendwelcher Art, die sich direkt oder indirekt aus dem Gebrauch der hier beschriebenen Anwendungen ergeben. Bitte nehmen Sie im Zweifelsfall bzw. bei ernsthaften Beschwerden immer professionelle Diagnose und Therapie durch ärztliche oder naturheilkundliche Hilfe in Anspruch.

Sollte diese Publikation Links auf Webseiten Dritter enthalten, so übernehmen wir für deren Inhalte keine Haftung, da wir uns diese nicht zu eigen machen, sondern lediglich auf deren Stand zum Zeitpunkt der Erstveröffentlichung verweisen.

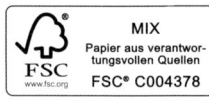

Penguin Random House Verlagsgruppe FSC® N001967

Taschenbucherstausgabe 12/2021
Copyright Design, Layout, Illustrationen © 2021 by Octopus Publishing Group
Text copyright © Ignacja Glebe 2021
© dieser Ausgabe 2021 by Wilhelm Heyne Verlag, München,
in der Penguin Random House Verlagsgruppe GmbH, Neumarkter Straße 28, 81673 München
Alle Rechte sind vorbehalten. Printed in Czech Republic.
Redaktion: Dr. Diane Zilliges
Umschlaggestaltung: Guter Punkt, München, unter Verwendung von Motiven von © ananaline/Shutterstock, © BerSonnE/iStock/Getty Images Plus, © 3xy/iStock/Getty Images Plus
Designer und Illustrator: Abi Read
Herstellung: Mariam En Nazer
Satz: Vornehm Mediengestaltung GmbH, München
Druck und Bindung: PBtisk, a.s., PŘÍBRAM
ISBN 978-3-453-70430-5
www.heyne.de

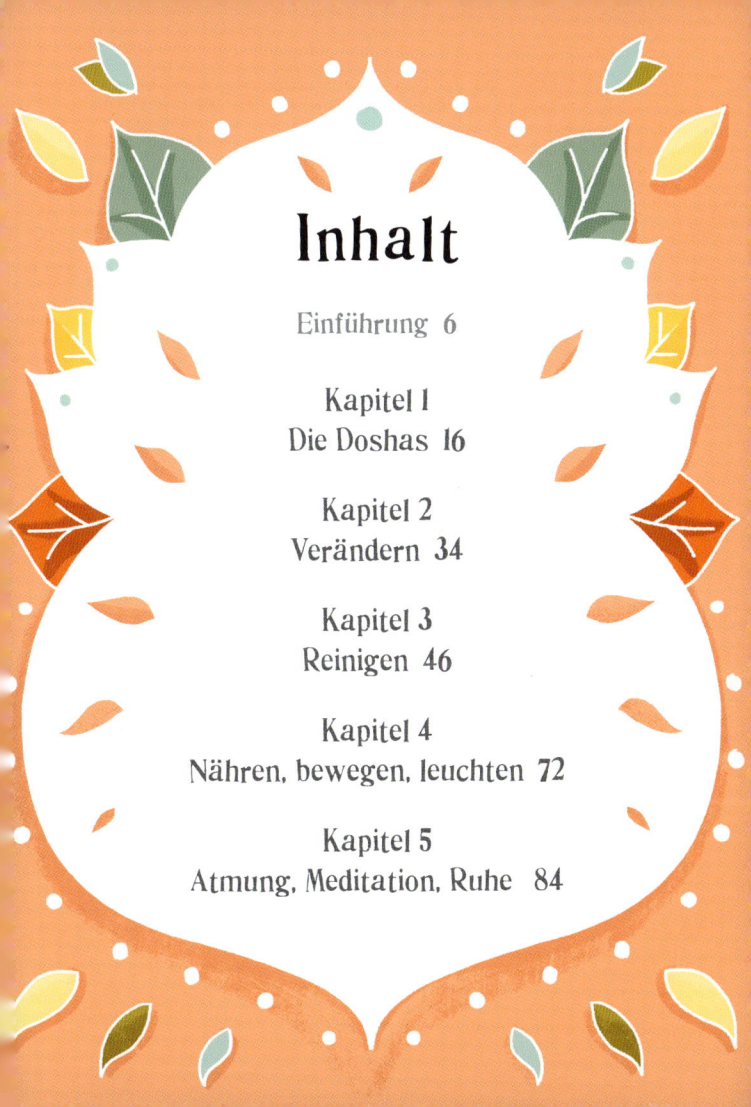

Inhalt

Einführung: Balance

Dieses Buch handelt von einer alten Weisheitslehre –
von Medizin, Energie und unserer Lebensweise, von
Ernährung, Schlaf und Atmung, also eigentlich von allen
Aspekten unseres Lebens. Was für die erste Seite wohl
ein bisschen viel ist. Sagen wir also vorläufig: In diesem
Buch geht es um Balance.

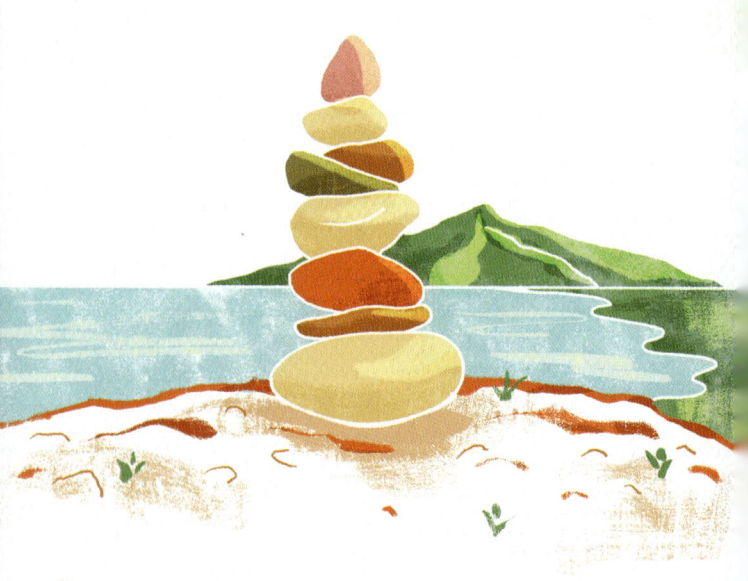

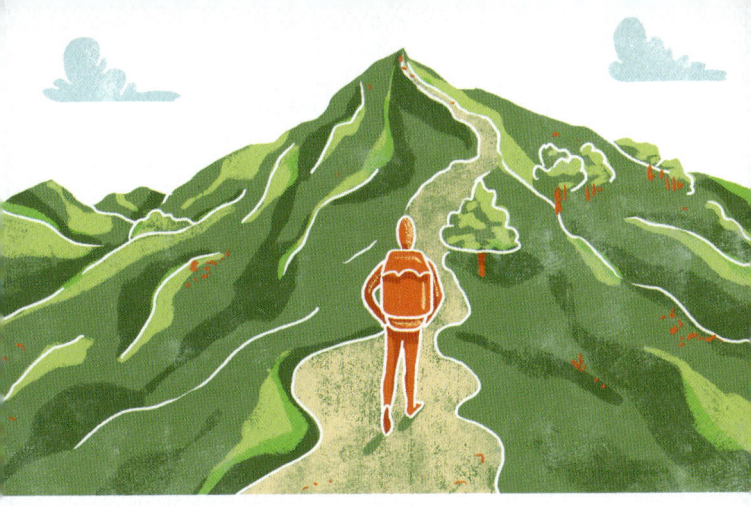

Heutzutage fühlt man sich oft etwas »daneben«. Ich weiß. Und Sie spüren es auch, stimmt's? Wir kennen es alle. Die Welt ist so schnelllebig geworden, dass einen leicht die Angst erfasst, den Anschluss zu verlieren. Wenn es Ihnen so geht wie mir (wovon ich ausgehe), ist Ihre heutige Aufgabenliste ewig lang – und die für morgen nicht kürzer.

Manchmal hat man das Gefühl, einen Berg zu erklimmen, ohne zu wissen, was man eigentlich auf dem Gipfel will oder warum man überhaupt mit dem Aufstieg begonnen hat. Sie haben so viel auf dem Zettel, so viel zu tun – und trotzdem haben Sie nun zu diesem Buch gegriffen. Und jetzt sind wir hier, Sie und ich, und nehmen uns einfach einen Moment ganz für uns.

Das Lesen der ersten Seiten, in denen es darum geht, Ihr Leben mehr in Balance zu bringen, stellt bereits einen kleinen Schritt hin zur besten – ausgeglichensten – Version Ihrer selbst dar: Denn Sie verlagern damit die Gewichte auf der ideellen Waage ein Stückchen zu Ihren Gunsten.

Die Übungen, Fragen und Ideen in diesem Buch sollen Ihnen helfen, körperlich und psychisch wieder auf Touren zu kommen. Sie alle entstammen dem Ayurveda, der altindischen Wissenschaft vom Leben. Die Übersetzung dieses Sanskritwortes lautet übrigens tatsächlich »Wissen vom Leben«. Und was hat uns der Ayurveda

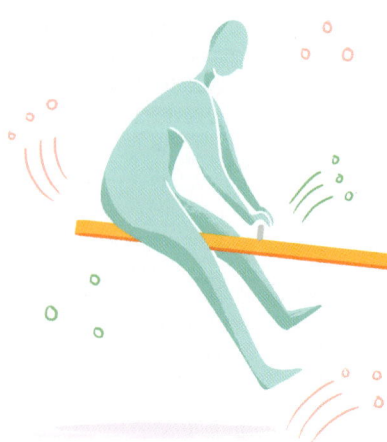

heute noch zu sagen? Was können wir wohl von einer Weisheitslehre, die vor der Erbauung der Pyramiden, der Zähmung des Wildpferdes und der Erfindung der Zahlen entstanden ist, über unser Leben im 21. Jahrhundert lernen?

Nun, *Dinge* ändern sich mit der Zeit, nicht aber die Menschen. Nicht entscheidend jedenfalls. Wir wollen und brauchen auch heute noch alles, was wir schon immer gewollt und gebraucht haben. Unser Körper setzt sich aus genau denselben Komponenten zusammen wie zur Zeit unserer Vorfahren und genauso wie diese funktionieren wir auch noch. Das Einzige, was sich unterscheidet – und nicht zum Besseren –, ist die moderne Lebensweise, die es uns erschwert zu erkennen, wie einfach wir im Grunde gestrickt sind und was wir wirklich benötigen.

Die Maslow'sche Bedürfnispyramide

An die fünftausend Jahre nach der Entstehung des Ayurveda entwickelte der Psychologe Abraham Maslow ein
Modell, das unter der Bezeichnung »Bedürfnispyramide«
bekannt ist. Und so sieht es aus:

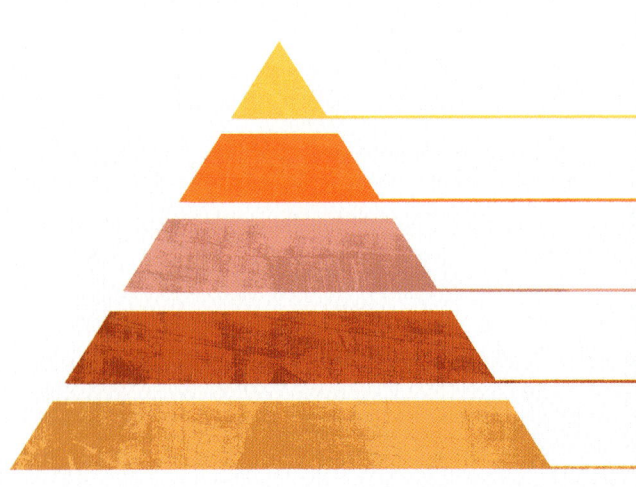

Dieses Pyramidenmodell bildet die menschlichen
Bedürfnisse sowie zu einem großen Teil auch die vieler
Tiere ab (obwohl hinzuzufügen wäre, dass heute eher
von einander überlappenden Wünschen und Verlan-
gen gesprochen wird): Wir müssen essen, schlafen, uns
bewegen und atmen, wir benötigen das Gefühl von
Sicherheit und brauchen einander – aber auch genügend
inneren und äußeren Freiraum, um uns optimal ent-
falten zu können.

Selbstverwirklichung
Das Bedürfnis, das eigene Potenzial voll auszuschöpfen.

Individualbedürfnisse
Respekt, Selbstachtung, Prestige, Ansehen, Stärke, Freiheit.

Soziale Bedürfnisse
Freundschaft, Intimität, Familie, Zugehörigkeitsgefühl.

Sicherheitsbedürfnisse
Persönliche Sicherheit, Arbeit, materielle Grundsiche-
rung, Gesundheit.

Physiologische Bedürfnisse
Luft, Wasser, Essen, Obdach, Schlaf, Kleidung, Sex.

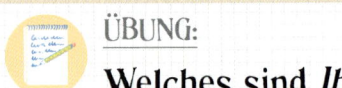

ÜBUNG:

Welches sind *Ihre* Bedürfnisse?

Bevor es weitergeht, lassen Sie uns überlegen, wie viele dieser Bedürfnisse bei Ihnen momentan befriedigt sind. Holen Sie sich dafür bitte Stift und Papier.

1. Skizzieren Sie eine fünfstufige Pyramide (siehe Bedürfnispyramide in der Einführung).

2. Orientieren Sie sich an den Bedürfnissen, die Maslow den verschiedenen Ebenen zuordnet, und notieren Sie alles, was Ihnen diesbezüglich fehlt, wonach Sie sich sehnen oder was aktuell ein Problem für Sie darstellt. Haben Sie Bedürfnisse, die nicht oder nicht hinreichend befriedigt werden? Sind Sie hungrig, müde oder verlangt es Sie nach Berührung? Fürchten Sie berufliche oder persönliche Verluste?

3. Schauen Sie sich nun die Ebene(n) mit den meisten momentan unerfüllten Bedürfnissen an. Befinden sie sich im oberen Teil der Pyramide oder eher im unteren? Sind welche dabei, die sich sofort befriedigen lassen, und wenn nicht: Woran liegt's?

4. Befassen Sie sich besonders mit Ihren unbefriedigten Bedürfnissen in den oberen Ebenen der Pyramide. Fragen Sie sich, ob sie sich nicht nach unten verschieben lassen. Angenommen, es fehlt Ihnen an Selbstachtung: Könnte es daran liegen, dass Ihr Beruf Sie nicht ausfüllt? Und bleiben Sie womöglich in diesem Job, weil Ihnen die Energie fehlt, sich einen neuen zu suchen? Könnte der Grund dafür wiederum Erschöpfung sein? Schlafen Sie genügend? Ernähren Sie sich gesund? Wie viele Ihrer »höheren Ambitionen« kommen wohl infolge ungenügender Befriedigung der unteren Grundbedürfnisse zu kurz? (Bestimmt mehr, als Sie denken.)

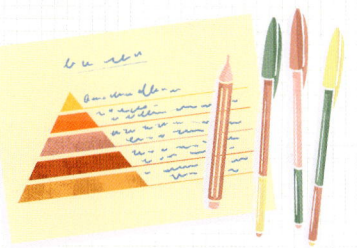

Mehr Balance

Die Bedürfnisse, die wir im 21. Jahrhundert haben, sind nicht neu und auch nicht erst in den 1940er-Jahren entstanden, als Maslow seine Pyramide entwickelte. Die meisten dieser Bedürfnisse sind elementarer Natur – und sehr alt. Wir sind die jüngste Spezies in einer langen Reihe von Lebewesen, die dieselben Wünsche haben wie wir, und weil wir eben noch so jung sind, profitieren wir enorm von den Weisheiten der vergangenen Jahrtausende.

Mithilfe des Ayurveda, des alten Wissens vom Leben, können wir uns an die Erfüllung unser unbefriedigten Wünsche machen und auch die verbessern, die wir bereits erfüllt glauben. Ayurveda stellt eine ganzheitliche Tradition dar, die ausgehend von der untersten Ebene der Maslow'schen Bedürfnispyramide eine Weltanschauung erschaffen hat, die es uns ermöglicht, alles zu erreichen, was wir wollen. In ihren Ursprüngen ist diese Tradition mehr als fünftausend Jahre alt, trotzdem verträgt sie sich gut mit den Erkenntnissen der modernen Wissenschaften.

Diese entdecken jetzt erst die vielen Vorteile der ayurvedischen Lebensweise, die für Millionen Menschen überall auf der Welt längst tägliche Praxis ist. In diesem Buch möchte ich Ihnen zeigen, wie Sie bestimmte Elemente dieser Lebensweise in Ihren Alltag integrieren und so zu größerer Ausgeglichenheit gelangen können.

1. Die Doshas

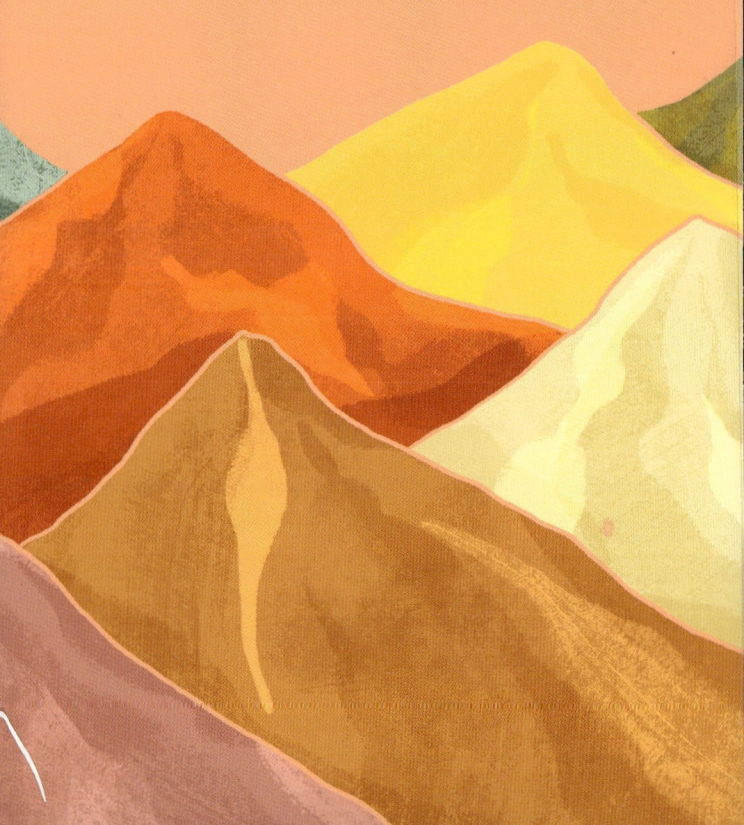

Ganzheitlich heilen

Körper, Geist und Bewusstsein bilden eine untrennbare Einheit, die als Ganzes angesprochen wird, wenn man eine ihrer Komponenten behandelt. Kein einzelner Aspekt kann sich erholen, solange die anderen unbeachtet bleiben. Symptome treten zudem praktisch nie in einer der drei Sphären allein auf. Denn sie greifen ineinander. Weil eben der Mensch eine Einheit bildet.

Dieser Gedanke dringt allmählich sogar bis zu den zynischsten Vertretern der westlichen Medizin vor. Psychische und physische Gesundheit sind fast immer eng miteinander verknüpft. Oft geht eine chronische körperliche Erkrankung mit Depressionen und Ängsten einher. Und es wird immer klarer, dass sich die Symptome einer psychischen Erkrankung vielfach durch Veränderungen auf körperlichem Gebiet lindern lassen – etwa durch gesünderes Essen und mehr Sport.

Die Bedeutung von guter Ernährung, ausreichend Schlaf und Bewegung für die psychische Gesundheit kann gar nicht hoch genug eingeschätzt werden – und trotzdem werden sie zugunsten von Medikamenten oft vernachlässigt. Dabei gilt es, sich den Ursachen von Beschwerden zuzuwenden und damit auch unseren grundlegenden Bedürfnissen. Sind sie gestillt? Ausreichend? Und auch richtig?

Jeder Mensch ist einzigartig

Im Unterschied zur westlichen Medizin geht der Ayurveda davon aus, dass nicht alle Körper gleich sind. Das
gilt aber nicht allein für den Organismus, sondern
auch für Psyche und Persönlichkeit. Letztere wird von
den jeweiligen physischen und psychischen Erfahrun-
gen eines Menschen geprägt. Denn jeder von uns ist
das Produkt seines eigenen, einzigartigen Lebens. Unser
Denken steht unter dem Einfluss dessen, was wir tun
und was uns angetan wird. Unser Handeln wiederum
wird von unseren Gedanken bestimmt, die ihrerseits
ein Produkt sowohl von genetischen Faktoren als auch
von Umweltbedingungen sind.

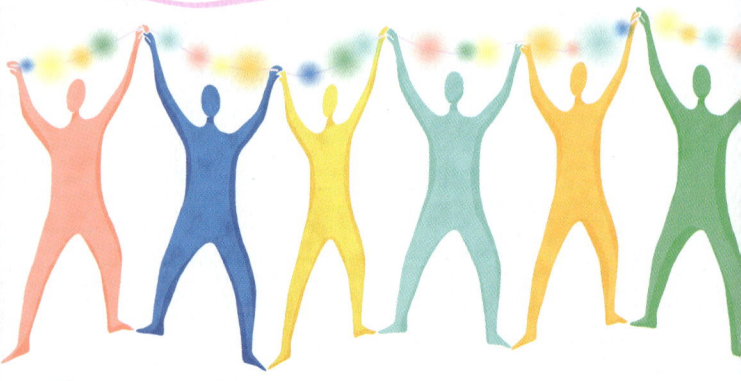

Aus dieser Perspektive heraus wäre es natürlich verrückt zu glauben, man könne eine körperliche Erkrankung ohne Rücksicht auf die psychischen Folgen behandeln oder eine psychische ohne den Gedanken daran, dass zwei Menschen auf ein und dieselbe Therapie unter Umständen sehr unterschiedlich ansprechen. Wenn ich niedergeschlagen bin, drückt sich das vielleicht ganz anders aus als bei Ihnen. Und womöglich brauche ich deshalb auch eine andere Form der Unterstützung. Ja, Psyche, Körper und Bewusstsein des Menschen *sind* untrennbar miteinander verbunden – allerdings nicht bei allen auf die gleiche Art und Weise.

Wir sind alle unterschiedlich gebaut

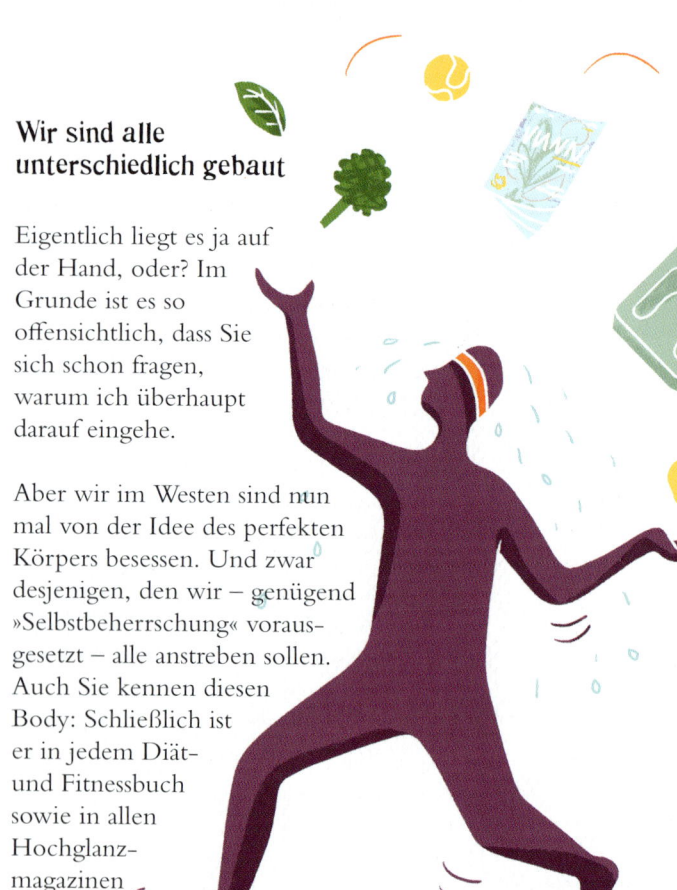

Eigentlich liegt es ja auf der Hand, oder? Im Grunde ist es so offensichtlich, dass Sie sich schon fragen, warum ich überhaupt darauf eingehe.

Aber wir im Westen sind nun mal von der Idee des perfekten Körpers besessen. Und zwar desjenigen, den wir – genügend »Selbstbeherrschung« vorausgesetzt – alle anstreben sollen. Auch Sie kennen diesen Body: Schließlich ist er in jedem Diät- und Fitnessbuch sowie in allen Hochglanz- magazinen zu finden.

Genau diesen Körper versprechen alle Diäten; jedes Fitnessprogramm hilft angeblich, ihn zu behalten, und die Hochglanzmagazine behaupten, sobald Sie diesen Superbody erst einmal hätten, wären Sie wunschlos glücklich. All das beruht auf der Annahme, jeder Mensch sei in der Lage, eine bestimmte Körperform anzunehmen. Was aber einfach nicht stimmt.

Wir im Westen tun so, als brauchten wir in punkto Essen, Schlaf und Bewegung alle dasselbe, sowohl quantitativ als auch qualitativ. Und wir reden uns ein, dass eine bestimmte Art der Ernährung für jeden optimal sei. Kalorienzählen und -reduzieren, glauben wir, führe immer zum erwünschten Erfolg, der darin besteht, den »perfekten Body« zu erreichen – aber auch das ist Quatsch. Denn es funktioniert einfach nicht. Der gesamte Diätwahn und die Vorstellung, unsere Körperform entscheidend verändern zu können: alles reiner Schwindel.

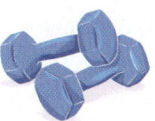

Der menschliche Körper ist für unbegründete Gewichtsabnahmen nach dem Versprechen moderner Diäten nicht gemacht, weil sie den Zielen der Evolution zuwiderlaufen. Deshalb führen solche Aktionen auch nur selten zum gewünschten Erfolg – ebenso wenig wie zu entscheidenden gesundheitlichen Veränderungen. Wie Studien zeigen, haben zwischen 60 und 95 Prozent aller Diätenden nach einem halben Jahr wieder ihre ursprüngliche Körperform. Außerdem sind Diäten nicht nur sinnlos, sondern auch schädlich. Denn sie stören unser natürliches Verhältnis zum Essen und wirken sich darüber hinaus negativ auf den Stoffwechsel aus.

Die Annahme, alle Körper und ihre Funktionsweise seien gleich, ist gefährlich. Und damit wären wir auch schon wieder beim Ayurveda, der unter anderem auf der Erkenntnis beruht, dass es mehr als einen Körperbau gibt und die Menschen so unterschiedlich sind wie ihr Äußeres. Ferner erkennt der Ayurveda an, dass die Menschen je nach ihren Fähigkeiten über unterschiedliche Eigenschaften verfügen und deshalb auch unterschiedliche Bedürfnisse haben.

Die Doshas

In der ayurvedischen Medizin gibt es im Wesentlichen drei – »Doshas« genannte – Körper-, Persönlichkeits- und Bewusstseinstypen. Besonders für Ernährung, Bewegung, Schlaf, Atmung und Selbstfürsorge ist es gut, sein Dosha zu kennen.

Pitta

Die drei Haupt-Doshas heißen Pitta, Vata und Kapha (letztlich: Feuer, Luft und Erde). Bei den meisten Menschen ist eines davon dominant, manche haben zwei gut ausgeprägt und bei einigen wenigen sind sogar alle drei Doshas zu gleichen Teilen vertreten. Ihr Dosha ist Ihr Prakriti, Ihr natürliches Wesen, der Zustand, der Ihrer Bestimmung entspricht. Daran müssen Sie nichts ändern. *Sie* brauchen sich nicht zu verändern. Sie sollten nur herausfinden, wie Sie am besten mit Ihren Anlagen umgehen, wie Sie sich um sich kümmern können und was Sie von außen brauchen, um im Gleichgewicht zu bleiben. Es geht einfach darum, das Bestmögliche aus sich zu machen.

Vata

Kapha

Wer wir sind, können wir nicht verändern
und versuchen es besser auch gar nicht
erst. Doch um glücklich und gesund
zu bleiben, müssen wir – ausgehend von unserem natürlichen
Zustand – ein Gefühl für Aus-
gewogenheit entwickeln. Denn
wir brauchen das Gleichgewicht aller drei Doshas. Um
geerdet und heil zu bleiben,
sind wir auf die Balance von
Pitta, Vata und Kapha ange-
wiesen, die von der Ernährung und unserem Handeln
beeinflusst werden sowie von
Bewegung, Atmung und unseren Einstellungen.

Wir haben, und das ist wichtig,
die Verantwortung für die Doshas.
Ab sofort können wir sie steuern und
so zu unserem Prakriti – dem wahren
Selbst – finden. Gleiches verstärkt sich dabei
und Gegensätze entschärfen einander. Sie sind
von Natur aus langsam und schwer? Treiben Sie Sport,
der Ihnen das Gefühl gibt, leicht und schnell zu sein.

Sollten Sie von Haus aus fahrig und durcheinander sein, bemühen Sie sich um eine erdende Lebensweise. Eigentlich ganz einfach! Der Zustand, in dem Sie sich gegenwärtig befinden, wird Vikriti genannt. Probleme entstehen, sobald Vikriti und Prakriti nicht übereinstimmen – wenn also der Mensch, der Sie aktuell sind, gegen den ankämpft, der Sie versuchen zu sein, und Ihre Wünsche im Widerspruch zu Ihren Bedürfnissen stehen.

Stellen Sie es sich vor wie im Zen-Buddhismus: Nicht die Welt verursacht unser Leiden, sondern der Wunsch, sie möge sich nach unseren Vorstellungen verändern. Dem Ayurveda zufolge entsteht Leiden durch die Diskrepanz zwischen der menschlichen Natur und unserer Lebensweise.

Was ist Ihr Dosha?

Und wie finden Sie Ihr Dosha heraus?

Nun, ein Ayurveda-Arzt würde Sie körperlich untersuchen und Ihnen eine Reihe von Fragen zu verschiedenen Themenkomplexen stellen. Nach einer solch gründlichen Anamnese würde er seine Empfehlungen aussprechen. Der ausgesprochen anspruchsvolle Beruf des Ayurveda-Arztes beruht auf einer Vielzahl von Qualifikationen, die seit Jahrtausenden gelehrt werden. Hier müssen wir uns natürlich auf eine bescheidenere Herangehensweise beschränken. Sollte dieses Buch jedoch Ihre Neugier wecken, würde ich Ihnen dringend empfehlen, sich einen auf Ayurveda spezialisierten Arzt (oder selbstverständlich auch eine Ärztin) für Naturheilkunde zu suchen.

Anstelle einer echten Anamnese werde ich Ihnen nur kurz in Form eines Tests einige Fragen stellen, sodass Sie am Ende dieses Kapitels in etwa wissen, welchem Persönlichkeitstyp Sie laut dem Ayurveda angehören. Daran können Sie sich dann im Folgenden orientieren.

In den weiteren Kapiteln unterbreite ich Ihnen Vorschläge, wie Sie mehr Balance in verschiedene Bereiche Ihres Lebens bringen können. Nicht alle werden jedem helfen oder auch nur zusagen. Aber genau dafür ist ja der Test da. Denn manches tut eben manchen gut und anderen halt nicht. So einfach ist das.

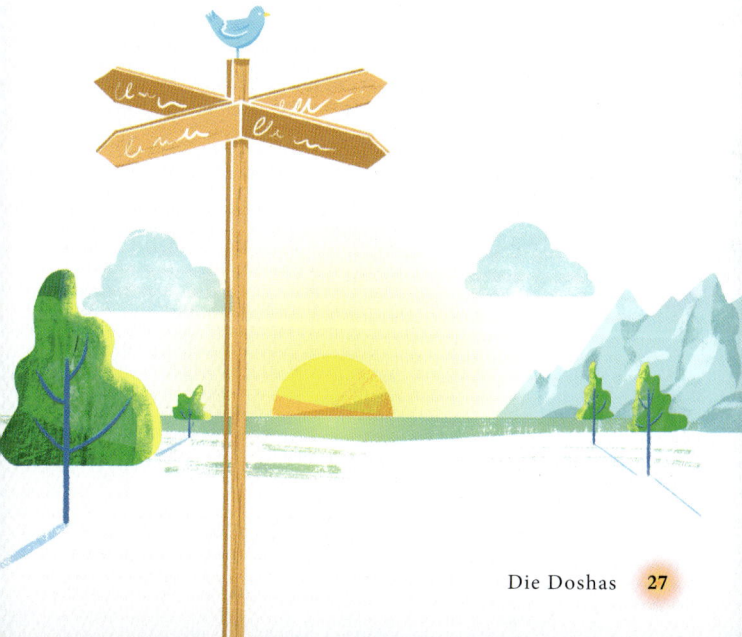

Der Test

Sobald in diesem Buch etwas von Ihrem Dosha abhängt, sollten Sie sich fragen, ob und was Sie aus dieser speziellen Angelegenheit lernen können und ob Ihnen etwas vom Gesagten helfen kann. Denn manches in Ihrem Leben funktioniert ja nicht ganz so, wie es sollte, stimmt's? Manches fällt Ihnen schwer und irgendwo tut Ihnen etwas weh. Deshalb haben Sie ja schließlich zu diesem Buch gegriffen, oder? Weil eben manche Dinge in Ihrem Leben nicht so laufen, wie Sie es brauchen würden. Und weil die immer wiederkehrenden Gedanken, die Sie sich darüber machen, Ihnen auch nicht weiterhelfen.

Nun schauen wir mal, ob wir jetzt vielleicht zusammen zu einem besseren Gleichgewicht finden können.

Begegnen Sie diesem Buch, dem Test und der Frage Ihrer persönlichen Balance so ehrlich und aufgeschlossen wie nur irgend möglich.

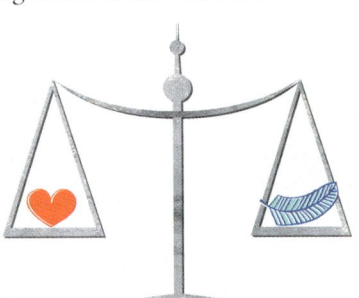

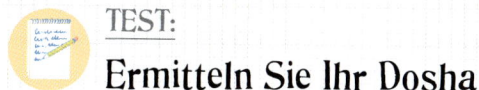

Ermitteln Sie Ihr Dosha

Beantworten Sie die folgenden Fragen so aufrichtig und genau Sie können. Notieren Sie sich, wie oft Sie A, B oder C antworten.

Mein Körper ist …

A   kurvig und schwer, mit breiten Hüften und Schultern.

B   mittelgroß und –breit, von Natur aus ziemlich muskulös und recht gut proportioniert.

C   schmal und leicht, langgliedrig.

Ich neige dazu …

A   schnell zuzunehmen, wenn ich nicht sehr aufpasse.

B   mein Gewicht zu halten, was auch geschieht.

C   schnell abzunehmen, wenn ich nicht aufpasse.

Meine Haut ist ...

(A) fettig und weich.

B Mischhaut und/oder empfindlich.

C trocken und spröde.

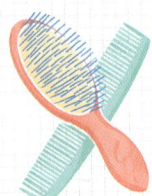

Meine Haare sind ...

(A) dick und glänzend.

B lockig und/oder trocken.

C gerade und/oder dünn.

Meine Körpertemperatur ist ...

(A) eher hoch.

B meistens normal.

C eher niedrig.

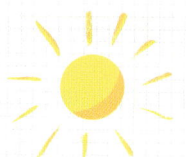

Mein Lieblingswetter ist ...

A kühl und trocken.

B warm und feucht.

(C) heiß und trocken.

Meine Sprechweise ist ...

A langsam, leicht monoton.

(B) präzise, knapp und wohl überlegt.

C schnell und wie ein Wasserfall.

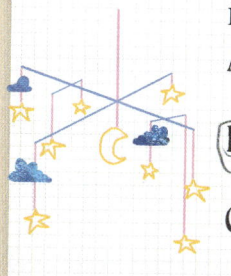

Ich schlafe ...

A gut und kann auch ein echter
Faulpelz sein.

(B) nach gewissen Einschlafschwierig-
keiten nicht schlecht.

C unruhig, wache oft auf und neige
zu sehr lebhaften Träumen.

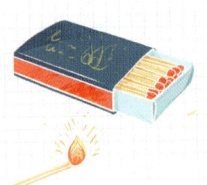

**Hingezogen fühle ich
mich …**

A zur Erde.

B zur Luft.

C zum Feuer.

Meine größte Schwäche: Ich bin …

A faul.

B voreingenommen.

C etwas abgedreht.

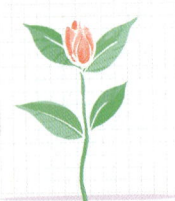

Ich bin großartig, denn ich …

A bin sehr mitfühlend.

B stecke voller Lebensfreude.

C bin willensstark und
zielstrebig.

Auswertung

Machen Sie sich bitte klar, dass mit den Ergebnissen
dieses Tests keinerlei Bewertung einhergeht; kein Dosha
ist den anderen überlegen. Jeder Körper ist gut und jede
Daseinsform auch. Wichtig ist nur, dass Sie sich treu
bleiben und authentisch sind.

Überwiegend A. Sie sind ein Kapha-Typ: *Erde* geduldig,
vernünftig und fürsorglich. Sie sind beharrlich, verläss-
lich und können hervorragend mit Menschen umgehen.
Sie arbeiten gut im Team, haben einen tiefen Schlaf
und einen Sinn für Ästhetik.   *5*

Überwiegend B. Sie sind ein Pitta-Typ: *Feuer* innovativ,
effektiv und eine Typ-A-Persönlichkeit. Sie sind selbst-
bewusst und stellen Ihr Licht nie unter den Scheffel. Sie
übernehmen gern die Leitung, aber Vorsicht: Das kann
zu Überarbeitung führen.   *4*

Überwiegend C. Sie sind ein Vata-Typ: *Luft* energiegeladen,
aufgeschlossen und gelehrig. Manchmal fällt es Ihnen
schwer, sich zu konzentrieren, und am wohlsten fühlen
Sie sich in der Natur.   *2*

Dieser Test kann natürlich nur grobe Anhaltspunkte
geben. Denn theoretisch und für die eigene Person lässt
sich das dominante Dosha nur schwer bestimmen. Im
Internet finden sich ausführlichere Tests. Vielleicht möchten Sie, bevor Sie weiterlesen, noch den einen oder anderen machen, um zu schauen, was dabei herauskommt.

2. Verändern

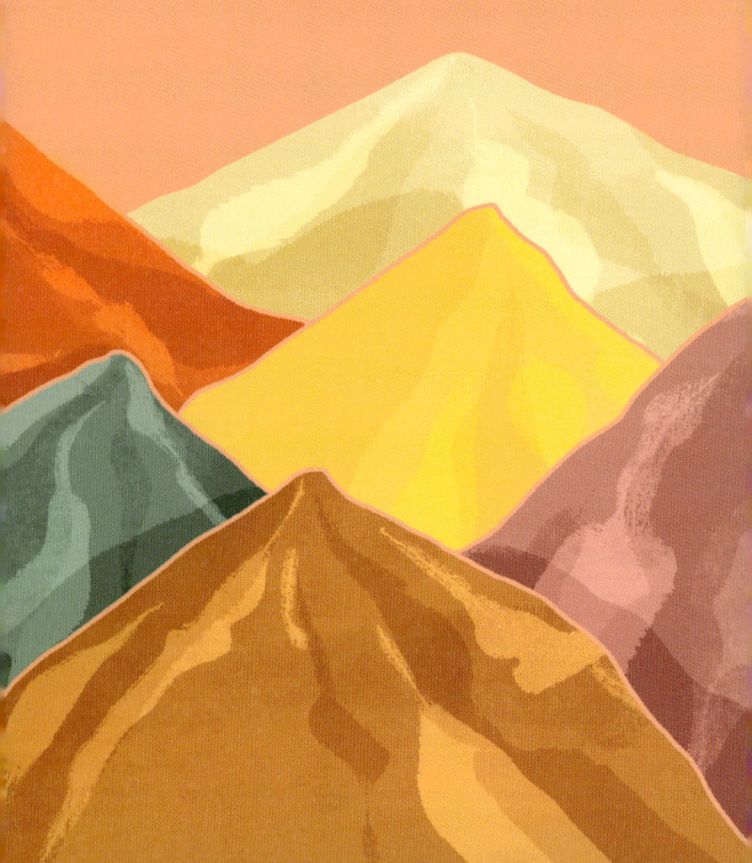

Agni

Die Triebkraft hinter allen Doshas ist das Verdauungs-
feuer, Agni, das überhaupt erst körperliche Bewegungen
sowie die Zellteilung ermöglicht. Es verwandelt die
Nahrung in Energie und Sauerstoff in Kohlendioxid
und ist letztlich die Lebenskraft, die alles antreibt.

Wissenschaftlich betrachtet stellt Agni den Metabolismus dar. Wir alle haben schon gehört, wie Leute
ihren Stoffwechsel als »schnell« oder auch als »langsam«
beschreiben. Aber was ist damit eigentlich gemeint?
Halten wir kurz inne und legen eine kleine Biochemie-
stunde ein.

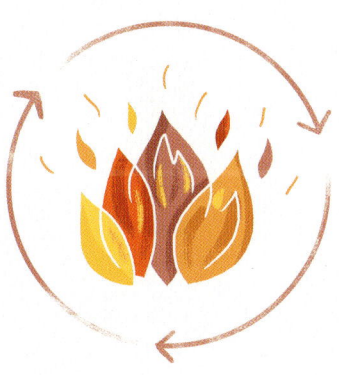

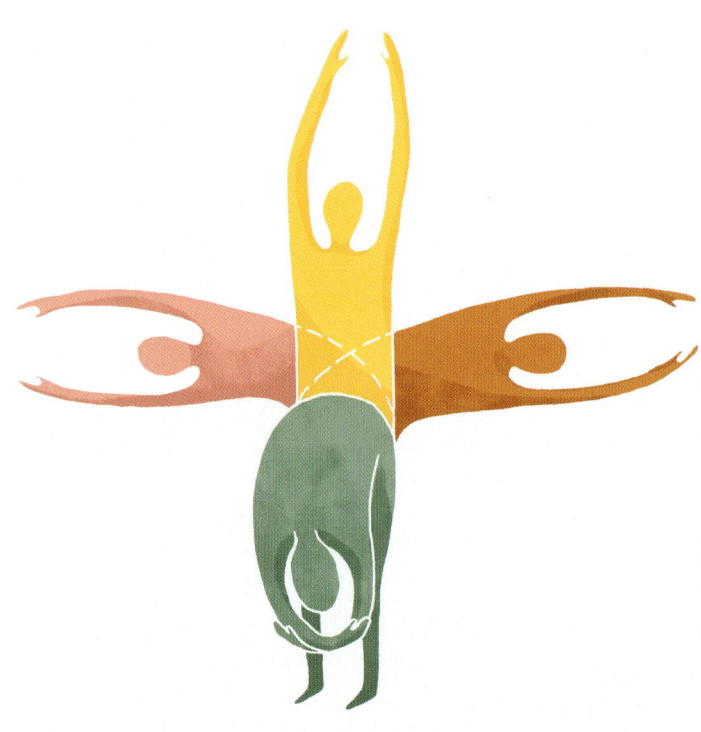

Verändern

Der Metabolismus

Mit »Metabolismus« (vom griechischen Wort für Veränderung) bezeichnet man den permanenten Kreislauf des Abbaus (Katabolismus) und Neuaufbaus (Anabolismus) von Stoffen im Körper, also den gesamten chemischen Prozess, der uns am Leben hält und Verdauung, Atmung und Heilung umfasst.

Die 40 bis 70 Prozent unseres täglichen Energiebedarfs, die allein für diese Abläufe benötigt werden, bezeichnen wir als Grundumsatz. Und ein »langsamer« Stoffwechsel bedeutet nichts anderes als einen niedrigen Grundumsatz. Dieser Ruheenergiebedarf variiert je nach Alter, Gewicht, Körperbau und hängt zudem vom Geschlecht sowie von genetischen Faktoren ab. Auch Muskulatur und Körperfettanteil etwa wirken sich auf das »Tempo« des Metabolismus aus.

Ich finde es verblüffend, wie nahe diese Erkenntnisse einer Weisheitslehre kommen, die schon fünftausend Jahre alt ist. Es zeigt aber, wie gut Ayurveda und moderne Medizin Hand in Hand arbeiten können, um uns zu einem befriedigenderen, ausgeglicheneren Leben zu verhelfen.

Grundumsatz und Kalorien

Es gibt viele Online-BMR-Rechner. Grob lässt sich der individuelle Grundumsatz (Basal Metabolic Rate, BMR) jedoch so berechnen:

- **Männer**:
  BMR = (10 × Gewicht in kg) + (6,25 × Größe in cm)
        − (5 x Alter in Jahren) + 5

- **Frauen**:
  BMR = (10 × Gewicht in kg) + (6,25 × Größe in cm)
        − (5 × Alter in Jahren) − 161

Sobald Sie Ihren BMR kennen, können Sie mithilfe der Tabelle auf der gegenüberliegenden Seite Ihren täglichen Kalorienbedarf berechnen.

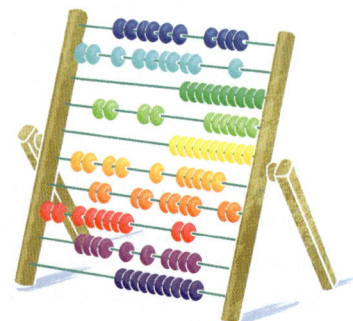

Lebensweise	Sport pro Woche	Kalorienbedarf
sitzend	wenig oder gar kein Sport	BMR × 1,2
wenig aktiv	leichter Sport an ein bis drei Tagen	BMR × 1,375
mittelmäßig aktiv	mittelmäßig anstrengender Sport an drei bis fünf Tagen	BMR × 1,55
sehr aktiv	anstrengender Sport an sechs bis sieben Tagen	BMR × 1,725
besonders aktiv	sehr anstrengender Sport an sechs bis sieben Tagen sowie körperliche Arbeit	BMR × 1,9

Die Berechnung von BMR und Kalorienbedarf stellt quasi die westliche Version der Bestimmung des Doshas dar. Sie ist, wie Sie sehen, weniger intuitiv und beruht auf einer kleineren Menge von Faktoren als der Ayurveda. Doch während sie auf den ersten Blick »wissenschaftlicher« wirkt, stellt der ayurvedische Ansatz doch eher den ganzen Menschen in den Mittelpunkt, die Gesamtpersönlichkeit, statt nur Gewicht und Größe.

Ayurveda und moderne Welt

Wichtig ist mir die Feststellung, dass der Ayurveda bei ernsthaften Erkrankungen nie die Behandlung durch einen Schulmediziner oder eine -medizinerin ersetzen darf. Es winkt niemandem ein Preis, der heutzutage freiwillig auf die Errungenschaften der modernen Medizin verzichtet, nur um die Freuden eines Lebens im 5. Jahrhundert vor unserer Zeitrechnung voll auszukosten. Das Leben damals war ganz schön hart und die Leute mussten Leiden ausstehen, die wir uns heute kaum mehr vorzustellen vermögen. Auf die stressbedingten Beschwerden des modernen Lebens andererseits hätten sich wiederum die alten Ayurveda-Gurus keinen Reim machen können.

Was der Ayurveda allerdings gut kann, ist, im Verbund mit der modernen Naturwissenschaft zu einem ganzheitlichen Behandlungsansatz beizutragen. Wo wollen wir anfangen?

Am besten bei uns selbst. Und dem Eingeständnis, dass Perfektion ein Ding der Unmöglichkeit ist. Die Akzeptanz der eigenen Person in ihrer Gesamtheit stellt für den Ayurveda einen wichtigen Ausgangspunkt dar: Es geht nie darum, jemand anders sein zu wollen, sondern immer nur darum, das Bestmögliche aus sich zu machen.

Was brauchen *Sie*?

Überlegen Sie einen Moment lang, wer Sie eigentlich sind und was Sie brauchen.

Wie fühlen Sie sich? Haben Sie Schmerzen? Verspannungen? Spüren Sie, wie Ihr Körper den Boden berührt oder den Stuhl, auf dem Sie sitzen. Nehmen Sie Ihre Handgelenke im Schoß oder auf dem Tisch wahr. Wie fühlt sich das Buch in Ihren Händen an? Was für ein Gefühl haben Sie in den Zehen? In Fußgelenken und Knien? Wenden Sie sich allen Gelenken einzeln zu. Haben Sie das Bedürfnis, sich zu strecken? Sich zu bewegen? Irgendwelche anderen körperlichen Bedürfnisse? Empfinden Sie vielleicht Ihre Kleidung als unbequem? Müssen Sie auf die Toilette? Sind Sie müde oder aufgedreht, haben Sie Hunger oder Durst?

Auf den folgenden Seiten habe ich einige Vorschläge, wie Sie Ihre Bedürfnisse herausfinden können. Am wichtigsten ist aber, dass Sie auf Ihren Körper hören. Sie sind Ihr eigener Boss und nur Sie allein wissen, was Sie momentan wirklich brauchen.

Hunger

Haben Sie Hunger? Oder sind Sie pappsatt? Wann war Ihre letzte Mahlzeit? Woraus bestand sie? Hat sie Sie zufriedengestellt? Sind Sie jetzt wirklich hungrig oder langweilen Sie sich nur? Was hätten Sie gern?

- Eine Handvoll Mandeln?
- Ein paar Rosinen?
- Einen Löffel Nussmus?
- Zwei Riegel dunkle Schokolade?
- Oder gar nichts?

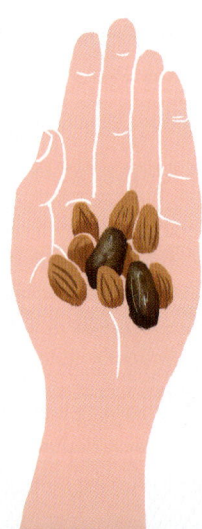

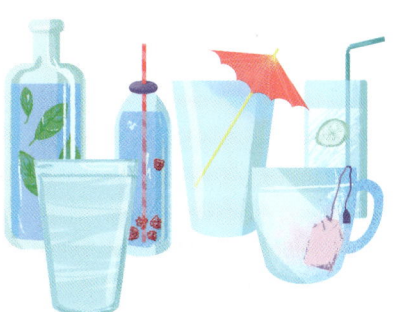

Durst

Haben Sie Durst? Was haben Sie als Letztes getrunken? Und wann? Hätten Sie jetzt gern ein schönes Glas kühles Wasser? (Heißer Tipp: Wasser tut immer gut. Also reichlich davon trinken!)

Müdigkeit

Wie ist es um Ihre Energie bestellt? Sind Sie müde? Hängen Sie schlapp an Ihrem Schreibtisch herum? Wenn ja, machen Sie die Blasebalg-Atemübung in Kapitel 4 oder schmeißen eine spontane Tanzparty nur für sich: Spielen Sie Ihren Lieblingssong und tanzen Sie – zur Not auch im Sitzen –, bis er zu Ende ist. Das hebt die Stimmung und sorgt für frische Energie. Bewegen Sie Finger und Zehen und lassen Sie sich von Kopf bis Fuß von den guten Vibes erfassen.

Aufgedreht

Vielleicht kommen Sie aber auch schwer zur Ruhe, sind nervös und ziemlich durcheinander. Dann lassen Sie uns einen Moment zusammen atmen: einfach die Bewegung des Atems registrieren, gar nicht versuchen, sie zu verändern, bloß wahrnehmen.

Nach einiger Zeit beginnen Sie auf vier einzuatmen, und zwar durch die Nase, dann halten Sie den Atem an, während Sie bis sechs zählen und atmen auf acht durch den Mund aus. Stellen Sie sich vor, wie sich Ihre Lunge mit Luft füllt und wieder entleert, sich ausdehnt und zusammenzieht. Ein, anhalten, aus. Fahren Sie so fort, bis Sie spüren, dass Sie sich wieder fokussieren können.

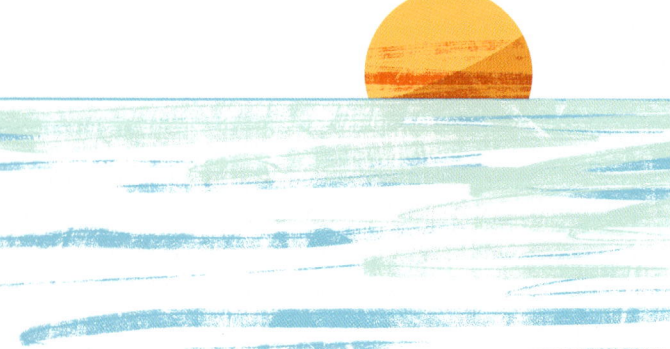

Ist Ihnen aufgefallen, dass in diesem Buch – wie auf dem ganzen Gebiet der Selbsthilfe – die Selbstwahrnehmung eine große Rolle spielt? Das kommt nicht von ungefähr. Denn wer sich auf die eigene Person fokussiert, tut sich leichter mit den Veränderungen, die nötig sind, um ein authentisches Leben führen zu können.

Vermutlich sind auch Sie so beschäftigt, dass Sie oft vergessen, wer Sie wirklich sind, immer schon waren und wohin Sie eigentlich wollen. Sie müssen Ordnung schaffen, im Kopf sowie in Ihrem Umfeld: Es ist Zeit für eine Reinigungskur.

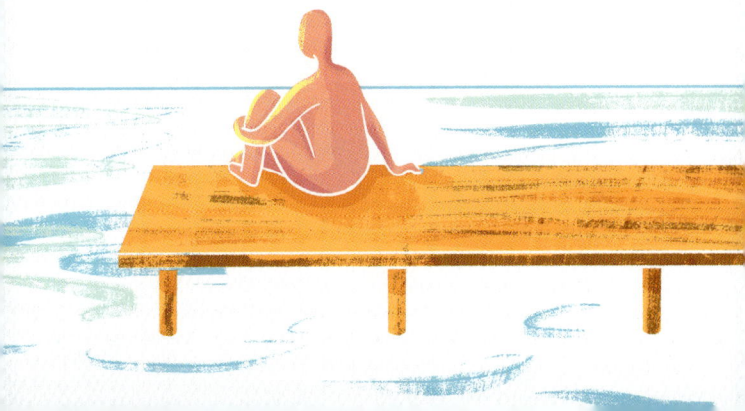

3. Reinigen

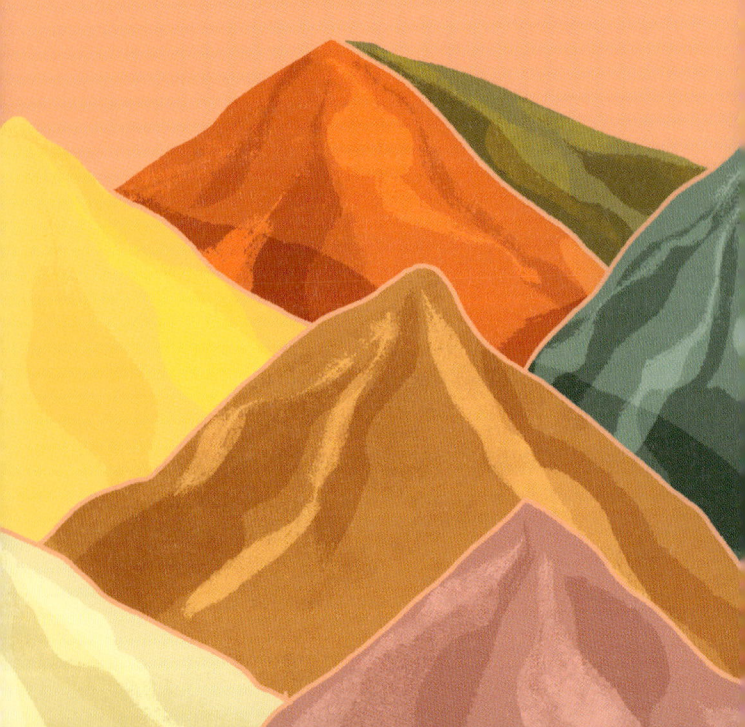

Panchakarma

Reinigungskuren sind so eine Sache: ebenso weitver-
breitet wie kontrovers – aber manchmal, unter bestimmten Umständen, funktionieren sie auch.

Eine ayurvedische Reinigungskur ist auch als Panchakarma bekannt. Wären Sie in einschlägiger Behandlung,
etwa nach einer Erkrankung oder bei schlechtem All-
gemeinbefinden, würde Ihnen zur Harmonisierung von
Vikriti und Prakriti ein Ihrem Dosha entsprechendes
Panchakarma verordnet. Zudem dient eine solche Kur
aber immer auch der Stärkung der Lebenskraft.

Wie es aktuell um Ihr Agni bestellt ist, zeigt sich an
Ihrem Wohlbefinden. Fragen Sie sich:

- Bin ich oft müde?
- Bin ich leicht reizbar?
- Sind meine Gelenke steif und/oder schmerzen sie?
- Nehme ich momentan schneller zu oder ab als sonst?
- Bin ich vielleicht allgemein etwas angeschlagen?

Die ayurvedische Medizin legt großen Wert darauf, dass wir die Botschaften und Warnungen unseres Körpers erkennen. Denn wenn wir unsere kleinen Beschwerden nicht ernst nehmen, eskalieren sie womöglich – und dann fangen die echten Probleme an.

Im Unterschied zu den üblichen Reinigungskuren geht es bei der ayurvedischen nicht nur um die körperliche Ebene der Entgiftung, sondern auch um unser übriges Leben und darum, wie es sich auf die Dinge auswirkt, die wir uns wünschen und die wir brauchen.

Der Ayurveda empfiehlt pro Jahr drei umfassende Reinigungskuren mit den »fünf Anwendungen«. Wir dagegen nehmen uns einfach eine gewisse Zeit, um innerlich Inventur zu machen und zu schauen, was wir so alles mit uns herumtragen. Dieser Zeitraum ist zumeist durch drei teilbar. Unsere Kur wird sechs Tage dauern.

Die Sechs-Tage-Kur am Ende dieses Kapitels beruht eher auf ayurvedischen Praktiken als auf dem authentischen Panchakarma. Dieser ist mehr medizinischer Natur und sollte nur unter der Aufsicht eines erfahrenen Ayurveda-Therapeuten durchgeführt werden.

Die Vorbereitungen auf die Kur dürften für jeden gangbar sein. Möchten Sie jedoch einen weiteren Schritt machen, sollten Sie vorher unbedingt die medizinische Fachkraft konsultieren, die Sie am besten kennt. Denn ohne Ihnen je persönlich begegnet zu sein, kann ich Ihnen natürlich keine Veränderung Ihres Essverhaltens oder so etwas vorschlagen, das wäre unverantwortlich. Denn Sie wissen ja: Nicht zwei Körper sind einander gleich und jeder hat seine eigenen Bedürfnisse.

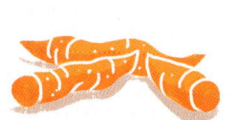
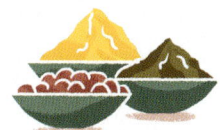

Die Vorbereitungen

Bevor wir die Kur beginnen, betrachten wir unseren Alkohol-, Koffein- und Zuckerkonsum – und werden versuchen, ihn so weit wie möglich zu reduzieren.

Schauen Sie, an keiner Stelle dieses Buches wird der Genuss dieser Substanzen auf irgendeine Weise verurteilt. Ähnlich wie die moderne Wissenschaft hat auch der Ayurveda prinzipiell nichts gegen sie einzuwenden, solange ihr Konsum im Rahmen bleibt. Doch sind sie unserer Gesundheit nicht zuträglich und versorgen uns auch mit nichts, was wir brauchen, sondern können unser Dosha eher weiter aus dem Gleichgewicht bringen.

Wir müssen ehrlich zu uns sein: Hilft uns der Alkohol etwa, das Beste aus uns herauszuholen? Macht uns Zucker stark? Und was passiert, wenn die Wirkung des Koffeins nachlässt?

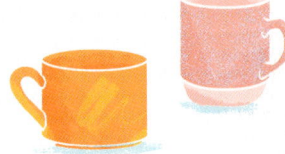

Oft konsumieren wir Alkohol, Koffein oder Zucker nur, weil unsere Grundbedürfnisse unbefriedigt sind. Denken Sie an Maslows Pyramide zurück. Naschen Sie, weil Ihrem Körper die Nahrungsmittel fehlen, die er braucht? Trinken Sie Alkohol, weil Sie nüchtern zu wenig Selbstvertrauen haben oder ohne einen Mutmacher keine Höchstleistungen erbringen können? Gießen Sie sich Kaffee ein, um Ihre Lethargie zu vertreiben? Konsumieren Sie diese Substanzen als Versuch, ohne die Dinge auszukommen, die Sie *wirklich* brauchen?

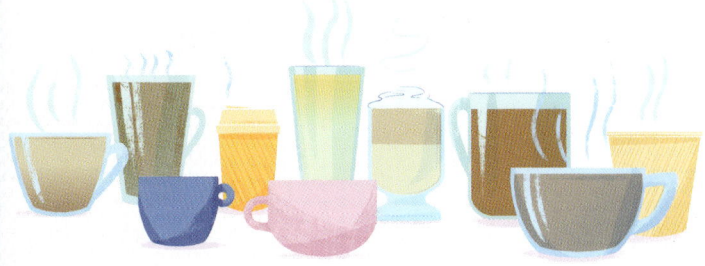

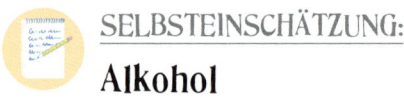

SELBSTEINSCHÄTZUNG:
Alkohol

Dass Alkohol gesundheitsschädlich ist, wissen wir alle. Zu viel davon belastet die Organe, insbesondere das Herz. Und das kann zu Bluthochdruck, Herzinsuffizienz und Schlaganfällen führen. Dieselben Erkenntnisse spiegeln sich interessanterweise auch in den Lehren des Ayurveda wider.

Aber natürlich – und auch diesbezüglich stimmen Ayurveda und Schulmedizin überein – ist Alkohol nicht *nur* ungesund. Mit Bedacht und in Maßen konsumiert trägt er zur Entspannung bei und kann sogar vor bestimmten Herzerkrankungen schützen.

Was aber heißt eigentlich »in Maßen«? Im Ayurveda würde vielleicht eine Dosis von vier bis sechs Teelöffeln zu einer Mahlzeit empfohlen. Ich bin mir aber sicher, dass unser Konsum weit darüber liegt. Wie hoch genau, finden wir nur heraus, wenn wir Buch darüber führen. Und das tun wir nun vor Beginn unserer Kur: eine Woche lang.

Wie viel Alkohol trinken Sie pro Woche?

Verwenden Sie zur Ermittlung Ihres Alkoholkonsums die Tabelle auf der nächsten Seite. Wir arbeiten mit einem Punktesystem. Geben Sie

* einen Punkt pro 300 ml vierprozentiges Bier oder 25 ml einer Spirituose
* zwei Punkte für ein mittelgroßes Glas Wein (175 ml) oder 50 ml einer Spirituose
* Drei Punkte für etwa 500 ml fünfprozentiges Bier

Notieren Sie am besten auch, was Sie am jeweiligen Tag zum Alkoholkonsum veranlasst hat und wie Sie sich vor dem, beim und nach dem Trinken gefühlt haben. Und wie sah es am nächsten Tag aus: Fühlten Sie sich da besser oder schlechter?

Alkoholpunkte pro Woche

Montag

Dienstag

Mittwoch

Donnerstag

Freitag

Samstag

Sonntag

SELBSTEINSCHÄTZUNG:

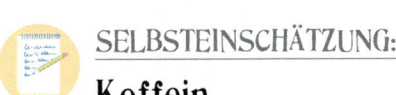

Koffein

Koffein ist, was kaum jemand weiß, die vielleicht meistkonsumierte und meistmissbrauchte psychoaktive Droge der Welt. In einer berühmten Studie wurden Spinnen verschiedene Substanzen verabreicht und die Netze untersucht, die sie anschließend spannen. Nach dem Konsum von Speed blieben ihre Gewebe noch relativ normal. Desgleichen auf Marihuana. Aber nach der Gabe von Koffein? Da waren sie völlig durcheinander.

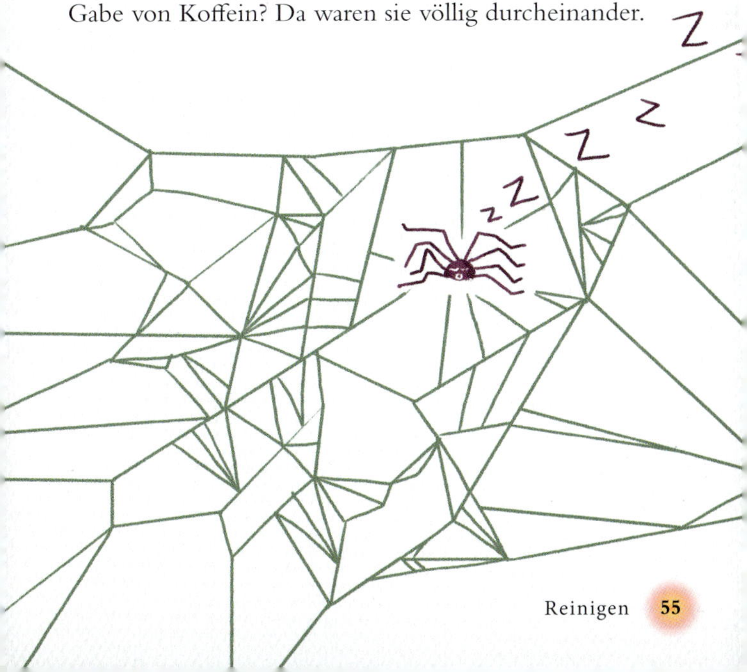

Dass wir schlafen müssen, liegt zum Teil an einem Stoff namens Adenosin. Tagsüber steigt seine Konzentration im Hirn sukzessive und an einem bestimmten Punkt müssen wir uns einfach hinlegen. (Das ist natürlich sehr vereinfacht beschrieben, mehr erfahren Sie in Matthew Walkers *Das große Buch vom Schlaf*.)

Koffein nun blockiert die Adenosin-Rezeptoren im Hirn, also nicht das Adenosin selbst, sondern die Rezeptoren. So merken wir gar nicht, wie sich der Stoff im Hirn aufbaut, wir müde werden und der Körper sich – chemisch betrachtet – der Erschöpfung nähert. Lässt die Wirkung des Koffeins dann nach, werden die Rezeptoren mit Adenosin förmlich überschwemmt. Es kommt zum berühmten Koffein-Crash.

Bleibt keine Zeit für die Vorbereitung auf den Schlaf, können wir nicht so auf den Körper reagieren, wie es nötig wäre. Doch wie sollen wir auf ihn hören, wenn wir seine Impulse wissentlich unterdrücken. (Genau dasselbe gilt natürlich auch für Alkohol. Wer seine Sinne betäubt, schneidet sich von den Informationen ab, die er braucht, um sich so verhalten zu können, dass er nicht aus dem Gleichgewicht kommt.)

Wie viel Koffein nehmen Sie pro Woche zu sich?

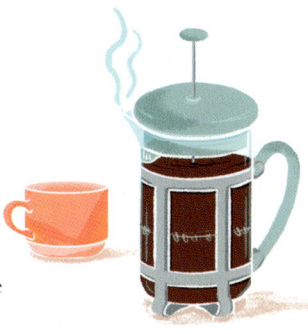

Verwenden Sie zur Ermittlung Ihres Koffeinkonsums die Tabelle auf der nächsten Seite. Punkte verteilen Sie wie folgt:

- einen Punkt für einen Becher Tee
- zwei Punkte für eine Tasse Pulverkaffee zu Hause
- drei Punkte für eine Tasse Kaffee in einem Café oder Coffeeshop

Die Punkte beruhen auf dem ungefähren Koffeingehalt der Getränke: etwa 75 Milligramm in einem Becher Tee, 100 Milligramm in einem Pulverkaffee und 140 bis 200 Milligramm in einem Café- oder Coffeeshop-Kaffee.

Notieren Sie am besten auch, was Sie am jeweiligen Tag zum Kaffeetrinken veranlasst hat und wie Sie sich vorher, unmittelbar danach und einige Stunden später gefühlt haben. Wie lange hat die Wirkung angehalten? Und war sie so, wie Sie gehofft hatten?

Koffeinpunkte pro Woche

Montag

Dienstag

Mittwoch

Donnerstag

Freitag

Samstag

Sonntag

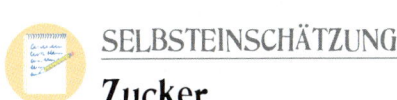
Zucker

Gegenwärtig ist Zucker unser aller Lieblingsfeind. Und das ja auch nicht ohne Grund, wird er doch mit Fettleibigkeit, Diabetes und erhöhtem Blutzucker in Verbindung gebracht. Außerdem ist Zucker natürlich extrem schlecht für die Zähne. Mehr noch: Karies wird mit Zahnfleischbeschwerden assoziiert und diese wiederum mit schweren Erkrankungen bis hin zur Demenz. Deshalb ist es schon wichtig, dass der Zuckerkonsum im Rahmen bleibt.

Doch was sagt der Ayurveda dazu? Nun, hier wird's interessant. Denn »süß« gehört zu den sechs Geschmacksrichtungen im Ayurveda und gilt als unverzichtbarer Bestandteil einer ausgewogenen, gesunden Ernährung. Dabei müssen wir allerdings unterscheiden zwischen dem »Süßen« in der ayurvedischen Praxis und dem raffinierten Zucker in der modernen Ernährung.

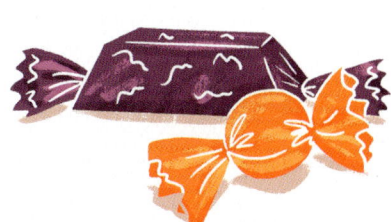

Wie viel Zucker nehmen Sie pro Woche zu sich?

Zwar lässt sich der Zuckerkonsum nicht so leicht und präzise quantifizieren wie der von Koffein und Alkohol, immerhin aber können Sie sich einen groben Überblick verschaffen. Und zwar, indem Sie es sich jedes Mal notieren, wenn Sie Zucker in Ihren Tee geben, nach einem Schokoriegel greifen oder etwas Ähnliches tun. Fragen Sie sich, ob Zucker gegen Hunger hilft. Was bringt Ihnen der Konsum von etwas Süßem? Befriedigt er ein Bedürfnis?

Sollten Sie wissenschaftlich vorgehen wollen, können Sie natürlich auch gern notieren, wie viel Gramm Zucker Sie am Tag konsumieren. Die entsprechenden Informationen finden Sie in der Regel auf der Verpackung der Nahrungsmittel. Oder Sie verwenden eine einschlägige App auf Ihrem Phone oder Rechner.

Sollte das Ganze bei Ihnen jedoch Heißhunger auf Süßes auslösen, dürfen Sie diesen Schritt gern auslassen und mit dem nächsten Kapitel weitermachen.

Wöchentlicher Zuckerkonsum

Montag

Dienstag

Mittwoch

Donnerstag

Freitag

Samstag

Sonntag

Zeit, wieder in Balance zu kommen

Vermutlich waren die Ergebnisse der letzten Seiten zumindest quantitativ genauso ein Schock für Sie wie für mich. Welche Art Notizen haben Sie sich gemacht? Positive oder eher negative?

Wer hätte gedacht, dass wir so viel Schädliches zu uns nehmen? Und schon so lange? Nun, da wir es wissen, fragt sich jedoch: Wie hören wir damit auf? Und hier kommt nun die Reinigungskur ins Spiel, deren Zweck ja darin besteht, Dinge loszuwerden, an denen wir schon allzu lange festhalten, und uns von mehr oder weniger unbewussten Gewohnheiten zu befreien.

Wir müssen unser Agni zum Leuchten bringen. Müssen den Schaden beheben, der jedes Mal größer wird, sobald wir ein schlechtes Gefühl mit etwas Ungesundem zu dämpfen versuchen, statt es bewusst wahrzunehmen. Wir müssen wieder in Balance kommen und genau dabei hilft uns diese sechstägige Kur. Denn sie gibt uns einen Rahmen, um achtsam und aufrichtig zu schauen, wer oder was wir sind – und werden wollen.

Zu erkennen, wie schnell und oft wir zu Krücken wie Koffein, Alkohol und Zucker greifen, kann ziemlich schwierig sein. Doch es wird Sie überraschen, wie schnell Sie sich von ihnen befreien können.

Die Ernährung in der Kur

Während der Kur halten Sie eine sehr einfache Monodiät. Das heißt: Sie werden an diesen sechs Tagen
praktisch immer dasselbe essen. So erhält Ihr Körper
die Chance, zur Ruhe zu kommen und quasi bei null
neu anzufangen. Aber keine Sorge: Hunger werden
Sie keinen haben.

Je nach den spezifischen Empfehlungen für Ihr Dosha
(Kapitel 4) dürfen Sie Ihre Mahlzeiten leicht verändern,
zum Beispiel mehr Chili verwenden, um ein Kapha-
Ungleichgewicht zu entschärfen, oder bei Problemen
mit Ihrem Pitta etwas Kokosmilch hinzufügen. Hören
Sie auf Ihren Körper. Was benötigt er?

Die drei Speisen, die Sie während der Kur
zu sich nehmen werden, sind Haferbrei,
Kitchari und Goldene Milch.

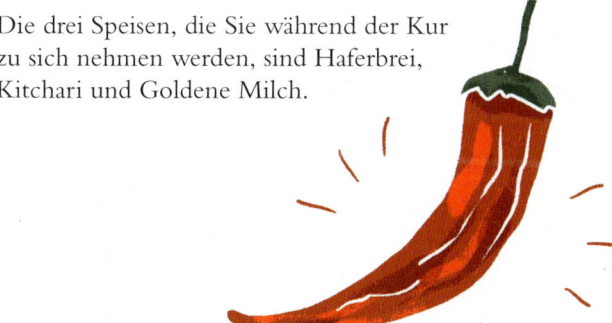

Haferbrei

Hier handelt es sich im Grunde um ein normales Porridge, bloß dass dieser Brei mit Ghee und kochendem Wasser zubereitet wird. Im Internet finden sich reichlich Rezepte, hier nur das Wichtigste: bei mittlerer Hitze einen Teelöffel Ghee in einem Topf zerlassen. Vier Esslöffel Hafer (am besten Grütze, Flocken gehen aber auch) sowie je eine Prise Zimt und Ingwer hinzugeben (eventuell das dominante Dosha berücksichtigen) und umrühren.

Nachdem Sie die Masse einige Minuten angeröstet haben, gießen Sie einen Becher kochendes Wasser (sowie vielleicht etwas Kokosmilch) an. Auch können Sie gehackte Trockenfrüchte und Nüsse hinzufügen (Aprikosen sind toll für Vata, Äpfel für Pitta und Kapha profitiert von gekochtem Obst jeder Art). So lange rühren, bis eine breiartige Konsistenz entstanden ist, und etwa zehn Minuten kochen lassen. Je nach Dosha kann noch eine Prise Salz hinzukommen. Guten Appetit.

Kitchari

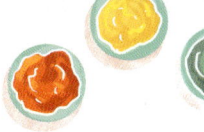

Auch Kitchari-Rezepte gibt es viele im Internet. Es handelt sich hier um einen köstlich buttrigen Dhal (quasi einen Linseneintopf) mit Reis und angerösteten Gewürzen. Letztere sollten Sie Ihrem Dosha gemäß auswählen, die meistverwendeten sind jedoch Koriander, Kreuzkümmel und Senfkörner. Geben Sie 250 Gramm gelbe Linsen (oder andere Hülsenfrüchte) und 100 Gramm Reis in einen Topf mit Wasser. Zwanzig Minuten (oder bis Linsen und Reis weich sind) kochen lassen. In einem anderen Topf lassen Sie derweil eine große Portion Ghee aus und braten darin von jedem Gewürz einen halben Teelöffel an. Linsen und Reis abgießen und in das gewürzte Ghee geben. Je nach Geschmack frischen Ingwer, frischen Koriander sowie Sesamkörner hinzufügen.

Goldene Milch

Goldene Milch, im Westen als Kurkuma Latte bekannt, ist in Indien schon seit Jahrtausenden ein beliebtes Hausmittel. Verquirlen Sie einen Becher Mandelmilch (oder eine Nussmilch Ihrer Wahl), einen Teelöffel Honig, einen Spritzer Vanilleextrakt, einen halben Teelöffel gemahlenen Kurkuma, etwas geriebenen Muskat und eine Preise Zimt. Das Ganze unter ständigem Rühren erwärmen und mit Zimtpulver bestäubt servieren.

Die Sechs-Tage-Kur

Das folgende Programm lässt sich beliebig auf zwölf oder auch einundzwanzig Tage ausweiten. Notieren Sie täglich, wie Sie sich fühlen. Schreiben Sie nicht nur alles auf, was Ihnen in den Kopf kommt, sondern speziell auch jede Idee, die Sie später wieder aufgreifen wollen. Nehmen Sie Ihren Körper bewusst wahr. Ihre Gedanken und Wünsche. Nehmen Sie sich Zeit, Ihre Bedürfnisse klar zu erkennen. Hören Sie auf sich. (Und trinken Sie genügend Wasser.)

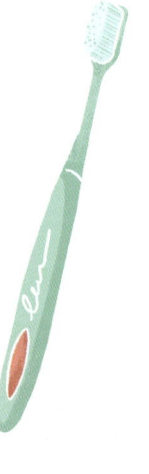

Als Erstes

Beginnen Sie den Tag mit der 4-4-Atemübung (Kapitel 4). Beim Zähneputzen bürsten Sie dann sanft, aber entschieden auch Ihre Zunge ab, um alle Beläge zu entfernen. Das finden Sie vielleicht merkwürdig, es ist aber ein wichtiger Bestandteil der ayurvedischen Praxis. Im Handel gibt es sogar extra Zungenbürsten und -schaber. Spülen Sie anschließend Ihren Mund mit warmem Wasser aus. Den Rest im Becher trinken Sie.

Frühstück

Den ersten, fünften und sechsten Tag der Kur beginnen
Sie mit Haferbrei, die anderen mit Kitchari.

Bewegung am Morgen

Machen Sie, wann
immer Sie etwas Zeit
haben, einige statische
Bewegungsübungen,
Yoga beispielsweise.
Vorschläge für die ein-
zelnen Doshas finden
Sie in Kapitel 4. Zwan-
zig Minuten sportliche
Ertüchtigung reichen schon.

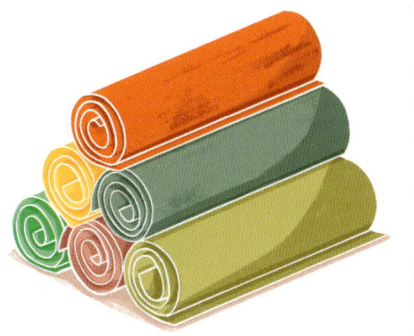

Mittagessen

Mittags gibt es Kitchari. Am dritten, vierten und fünften
Tag der Kur können Sie der Speise nach Wunsch einen
zusätzlichen Löffel Ghee beifügen.

Nachmittagsmeditation

Nehmen Sie sich am Nachmittag Zeit für eine Meditation. In Kapitel 4 finden Sie für jedes Dosha eine geeignete Atemübung. Konzentrieren Sie sich täglich auf eine Frage:

Tag 1: Was erwarte ich mir von dieser Kur?

Tag 2: Was zählt für mich wirklich?

Tag 3: Wie ist es um meinen körperlichen Zustand bestellt?

Tag 4: Wie steht es um mein psychisches Wohlbefinden?

Tag 5: Wie geht es mir seelisch?

Tag 6: Wie soll es mit mir weitergehen?

Widmen Sie der Tagesfrage jeweils etwa eine halbe Stunde. Schreiben Sie alles auf, was Ihnen einfällt.

Nehmen Sie im Schneidersitz Platz, Ihre Hände liegen auf den Knien, die Innenflächen zeigen nach oben. Sollten Sie diese Position nicht einnehmen können, setzen Sie sich als Symbol für Ihre Offenheit zumindest mit nach oben zeigenden Handflächen hin. Wenn Sie mögen, können Sie sich gern ein Kissen unterlegen.

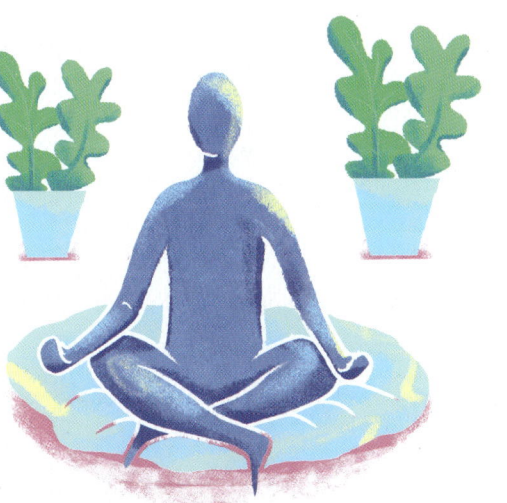

Beobachten Sie Ihren Atem: ein … aus … Wie spüren Sie ihn in Ihrem Inneren? Versuchen Sie dann, Ihren Geist zu leeren – und zwar, indem Sie bis zehn zählen. Ein Kinderspiel, nicht wahr? Na ja, vielleicht. Aber wann immer sich ein Gedanke einschleicht, fangen Sie wieder neu an. Immer wieder von vorn. Sobald irgendetwas in Ihr Bewusstsein dringt.

Sie halten das bestimmt für ein Ding der Unmöglichkeit. Und damit haben Sie sogar recht. Es *ist* unmöglich, für fast jeden. Aber nur, wenn man denkt, das Bis-zehn-Zählen sei das Ziel der Übung. Was natürlich absurd wäre! Akzeptieren Sie also auftauchende Gedanken freudig, danach wenden Sie sich wieder Ihrem Atem zu.

Der Sinn der Übung besteht darin, den Geist auf weitere Praktiken vorzubereiten. Dabei lernen Sie, sich auf sich selbst zu fokussieren. Nachdem Sie dies zehn Minuten getan haben, nehmen Sie sich die Tagesfrage vor: aus der Vogelperspektive und aus der des Frosches, von ganz banal bis göttlich entrückt. Schreiben Sie alle Gedanken und Gefühle auf.

Abendessen

Zum Abendessen gibt es wieder Kitchari (ich sage nur: Monodiät!) und danach eine Goldene Milch. Denn ein warmes, milchiges Getränk hilft bei der Vorbereitung aufs Einschlafen sehr – und Kurkuma stärkt die Lebenskraft.

Vor dem Zubettgehen

Schauen Sie kurz, wie Sie sich fühlen, und machen Sie sich Notizen. Dann beenden Sie den Tag mit der 4-4-Atmung (Kapitel 4). Atmen Sie tief ein und aus. Wie fühlen Sie sich? Was macht die Ernährung mit Ihnen? Wie viel Energie haben Sie? Wie geht es Ihnen? In welchem Zustand befinden Sie sich? Welche Wünsche haben Sie? Was brauchen Sie?

Versuchen Sie, möglichst viel Ruhe zu bekommen, die Finger von Ihrem Phone zu lassen und sich nicht mit der Frage zu plagen, ob Sie bei der Kur auch alles »richtig« machen. Eines verspreche ich Ihnen: Jede Modifikation, die Sie vornehmen, ist okay. Überhaupt ist alles, was Sie sich Gutes tun, okay.

4.

Nähren, bewegen, leuchten

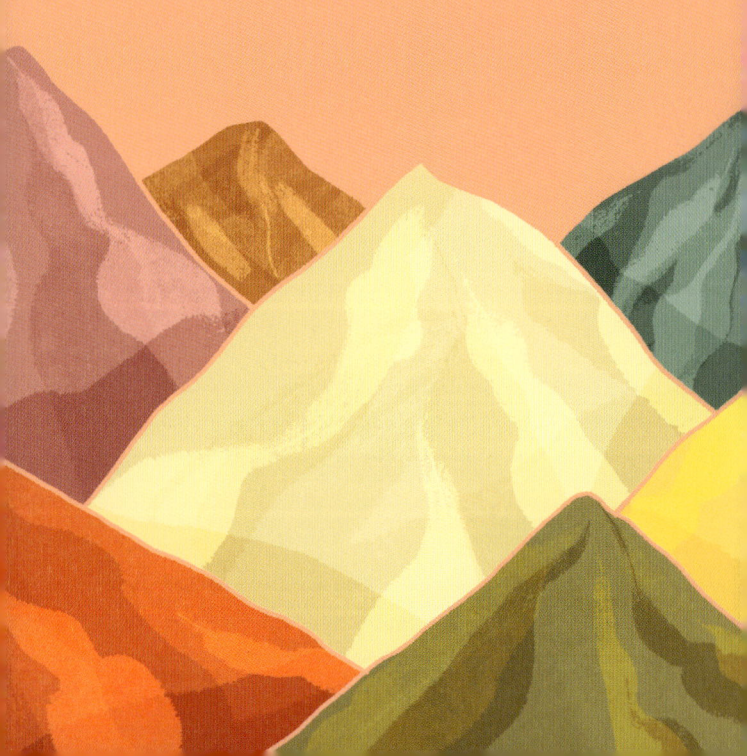

Hören Sie auf Ihren Körper

Im Ayurveda begreifen wir den Menschen als Einheit aus Psyche/Geist, Körper und Seele. In Selbsthilfe-kreisen werden die Physis und ihre Warnsignale ja oft zugunsten des vage Gefühligen vernachlässigt. Doch wenn Sie eines aus diesem Buch mitnehmen sollten, dann, dass Sie selbst Ihre beste Lehrerin, Ihr bester Lehrer sind. Der Körper gibt uns ständig Hinweise auf unsere Wünsche und Bedürfnisse. Deshalb essen wir, wenn wir hungrig sind, und trinken, sobald wir Durst haben. Mit Bewegen, Ruhen und Schlafen verhält es sich genauso. Der menschliche Körper ist ein optimal kalibrierter Rechner, der wie von Zauberhand exakt kalkuliert, was wir brauchen.

Im Mittelpunkt dieses Kapitels stehen Bewegung und Ernährung. Dabei konzentrieren wir uns auf jedes Dosha einzeln. Aber Sie wissen ja: Unabhängig vom jeweiligen Prakriti empfinden wir alle bestimmte Aspekte von Vata, Pitta und Kapha. Deshalb müssen wir auch so genau auf uns hören und uns immer wieder fragen, was wir brauchen, wer wir sind und was wir uns wünschen.

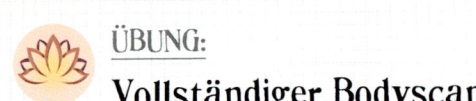

Vollständiger Bodyscan

Diese Übung beruht – jedenfalls teilweise – auf der als Bodyscan bekannten Achtsamkeitspraxis.

1. Legen Sie sich bequem hin – auf eine Yogamatte, das Bett oder ein Sofa.

2. Atmen Sie tief ein und aus. Aber genau wie sonst auch, verändern Sie nichts daran. Beobachten Sie Ihre Atmung nur. Würdigen Sie sie. Registrieren Sie, wie sich die Luft in Ihrem Mund, in der Lunge und im Bauch anfühlt. Wie es Ihnen beim Ein- und Ausströmen des Atems geht. Würdigen Sie ihn, wie er ist. Nehmen Sie auch sich selbst exakt so wahr, wie Sie gerade sind. (Dass wir uns weder wünschen sollten, etwas Besseres zu sein, noch unser Licht unter den Scheffel stellen dürfen, wird auch in den folgenden Übungen noch wichtig sein: Wir sind genau, was und wer wir sind.) Atmen Sie tief und bewusst ein und aus.

3. Wie fühlt sich Ihr Atmen in der Kehle, in der Brust, der Lunge, dem Zwerchfell an? Achten Sie bewusst auf Ihren Atem, den Puls, Ihren Körper und seinen Kontakt mit der Unterlage, auf der Sie liegen.

4. Wie fühlen Sie sich? Wie geht es Ihnen mit dieser Übung? Sind Sie unruhig geworden? Kommen Sie sich womöglich dumm vor? Denkt ein Teil von Ihnen, dass Sie jetzt eigentlich etwas anderes tun sollten? Akzeptieren Sie alles, was Ihnen in den Kopf kommt, seien Sie dankbar: dafür, dass Sie diese Gedanken haben, und dafür, dass sie Ihrer Aufmerksamkeit nicht entgangen sind.

5. Richten Sie Ihre Aufmerksamkeit auf die Zehen, zunächst auf die beiden großen, Digiti pedis I. Wie fühlen sie sich an? Berühren sie etwas? Spüren Sie Ihre Socken? Fokussieren Sie sich dann auf die nächsten Zehenpaare: Digiti pedis II, III, IV und die kleinen Zehen. Jeder einzelne verdient Ihr Interesse. Lenken Sie die Aufmerksamkeit dann nacheinander auf Sohlen, Fußgewölbe, Fersen und Fußgelenke.

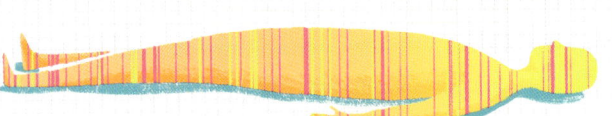

6. Gehen Sie gedanklich die Waden hoch bis zu den Knien. Achten Sie dabei auf etwaige Schmerzen oder Spannungen, Empfindungen oder taube Stellen. Spüren Sie die Kleidung auf Ihrer Haut. Lenken Sie dann die Aufmerksamkeit ganz allmählich die Beine hoch auf Oberschenkel und Hüften. Atmen nicht vergessen!

7. Spüren Sie den Atem durch Ihren Körper fließen. Folgen Sie ihm von den Füßen in die Beine und von den Beinen in Ihren Oberkörper. Achten Sie dabei auf alle Empfindungen und Emotionen. Und atmen Sie!

8. Lenken Sie die Aufmerksamkeit in die Arme, zu den Ellbogen, in die Hände, die Finger und Fingerspitzen. Dabei atmen Sie tief ein und aus. Nehmen Sie wahr – nehmen Sie alles und nichts wahr.

9. Einatmen und ausatmen. Lenken Sie Ihre Aufmerk-
   samkeit allmählich in die Oberarme zurück und
   von da aus nacheinander in Hals und Nacken, in die
   Schultern, die Kehle, Kinn und Wangen, in Mund,
   Nase, Augen, Ohren und auf die Kopfhaut. Alle
   Körperteile sind gleichwertig. Und auch jetzt das
   Atmen nicht vergessen.

10. Sobald Sie bereit sind, öffnen Sie die Augen und
    nehmen allmählich Ihr Umfeld wahr: das Licht, die
    ganze Atmosphäre.

Hören Sie nun auf die Botschaften Ihres Körpers. Haben
Sie Hunger? Durst? Tut Ihnen etwas weh? Brauchen
Sie etwas? Möchten Sie sich räkeln oder strecken? Sich
bewegen, etwas essen, trinken? Hören Sie auf Ihren
intelligenten, weisen, verlässlichen Körper. Und nehmen
Sie seine Signale wahr.

Wir machen diese Übung, weil sie uns zur Konzentration auf die rohen Fakten zwingt, wie sie nun einmal
gerade sind. Indem wir uns Zeit für uns selbst nehmen,
beginnen wir zu erkennen, wer wir sind und wer wir
sein können. Das hilft, Verlorenes wieder aufzufüllen,
Kaputtes zu reparieren und neu in Balance zu kommen.

Harmonie von Körper und Geist

Solange wir körperlich nicht fit sind, dürfen wir auch
nicht darauf hoffen, geistig-psychisch in Bestform zu
kommen. Um mentale Klarheit zu gewinnen, muss
der Körper mit Nahrung, Wasser und Bewegung fit
gemacht werden.

Richtig ausruhen können wir uns nur, wenn wir müde
sind; müde werden wir aber nur, wenn wir uns bewegen; das allerdings geht nur, wenn wir das Richtige essen
und trinken – und natürlich genug Ruhe bekommen
(womit sich in diesem ewigen Kreislauf die Katze einmal mehr in den Schwanz beißt). Worauf es ankommt –
das A und O –, ist immer das Gleichgewicht.

Der Ayurveda empfiehlt ein Training mit nur fünfzig-
prozentiger Kapazität: gerade so intensiv, dass wir ein
wenig schwitzen, aber nicht mehr. Auspowern müssen
wir uns nicht. Kennen Sie den Spruch »No pain, no
gain« – ohne Schmerz kein Erfolg? Nun, da ist nichts
dran. Denn schon kleine Bewegungen bringen viel – so
wie aus einer winzigen Eichel ein Eichenbaum entsteht.
Auch das herrliche Yoga, seit Jahrtausenden Bestandteil des Ayurveda, beruht auf kleinen Bewegungen.
Manche sagen sogar, Patanjali, der Begründer des Yoga,
und Charaka, der »Vater« des Ayurveda, seien ein und
dieselbe Person gewesen.

Was braucht Ihr Körper, um im Gleichgewicht zu sein?

Die ayurvedische Medizin kennt sechs Geschmacksrichtungen: süß, sauer, salzig, scharf, bitter, zusammenziehend. Sie alle gehören von Natur aus zu jedem Dosha, allerdings in unterschiedlichem Maße. Um optimal in Balance zu kommen, müssen wir in der Ernährung berücksichtigen, was uns jeweils fehlt. Manche Dinge, wie etwa Ingwer, tun allen gut, andere sollten von einigen Doshas nur in Maßen genossen werden. Mehr Wasser zu trinken ist natürlich jedem zu raten.

Zwar gelten einige Lebensmittel als »gut« oder »schlecht« für alle Doshas (Beispiele finden sich auf den folgenden Seiten), ich aber lege größeren Wert darauf, dass Sie auf Ihren Körper hören. Also: Was mögen Sie wirklich? Was brauchen Sie tatsächlich? Was würde Ihnen heute helfen, in Balance zu kommen?

Kapha

Charakteristika: glatt, weich, kalt, feucht, schwerfällig, statisch, sanft, schwer

Element: Erde

Bevorzugte Geschmacksrichtungen: süß, sauer, salzig

Verdauung: langsam, regelmäßig, starker Appetit

Menschen mit Kapha-Betonung sollten Heißes, Trockenes, Klares und Scharfes bevorzugen. Sie brauchen eine aktivere Lebensweise als die anderen Doshas und sollten mehr Sport treiben. Sie müssen sich viel und regelmäßig bewegen, um aktiv zu bleiben. Um auf Trab zu kommen und wärmer zu werden, müssen sie essen.

Empfohlene Geschmacksrichtungen: herb, scharf, bitter

Empfohlene Lebensmittel: Gerste, Roggen, Äpfel, Saaten, Bohnen, Gewürze, grünes Gemüse, Knoblauch, Buttermilch

Möglichst zu vermeiden: Fett, Öl, Industriehonig, Rohmilch, Salz, Oliven, Hafer

Empfohlene Yogapositionen: Sonnengruß, Krieger II

Pitta

Charakteristika: scharf, flüssig, leicht, raumgreifend, heiß

Element: Feuer

Bevorzugte Geschmacksrichtungen: salzig, sauer, scharf

Verdauung: sehr gut, gesunder Appetit, schneller Stoffwechsel

Da Sport dieses Dosha fördert, brauchen Pitta-Menschen nicht allzu viel davon. Zum Ausgleich ihrer Neigung zu schnellen, fahrigen Bewegungen benötigen sie die Erfahrung von Derbem, Kaltem, Schwerem, Statischem. Zudem müssen sie eine Balance zwischen ihren Konkurrenzinstinkten und der Notwendigkeit finden, sich auch einmal zu entspannen. Die empfohlenen Yogastellungen helfen Pitta-Menschen, in die Stille zu gehen. Sie sollten nicht überhitzen.

Empfohlene Geschmacksrichtungen: trocken, zusammenziehend, bitter, süß
Empfohlene Lebensmittel: Koriander, Minze, Kokosnüsse, Granatäpfel, Gemüse, Reis
Möglichst zu vermeiden: stark Gewürztes, Knoblauch, Tomaten, Rettich, Chili, Sauermilchprodukte
Empfohlene Yogapositionen: Schulterstand, Kobra

Vata

Charakteristika: trocken, fein, leicht, spröde, klar, aktiv, kalt, beweglich

Element: Luft

Bevorzugte Geschmacksrichtungen: scharf, bitter, zusammenziehend

Verdauung: unregelmäßig, kommt leicht durcheinander

Vata ist das störanfälligste Dosha. Die empfohlenen statischen Yogapositionen stabilisieren, beruhigen und verhelfen Menschen mit Vata-Betonung zu einer schönen Verbundenheit mit der Erde. Vata-Menschen brauchen Stabilität und Zusammengehörigkeit; die für sie empfohlenen Lebensmittel sind schwer und weich. Die Ernährung sollte der Harmonisierung der sehr luftigen, unbeständigen Vata-Natur dienen.

Empfohlene Geschmacksrichtungen: salzig, sauer, süß
Empfohlene Lebensmittel: warme Kost, Milchprodukte (viel Butter), Reis, Weizen, Avocados, Sahne
Möglichst zu vermeiden: Gewürze, Chilis und andere stark gewürzte Speisen
Empfohlene Yogapositionen: Vorbeuge, Stellung des Kindes

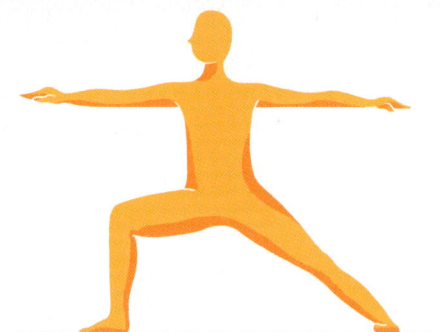

Krieger II

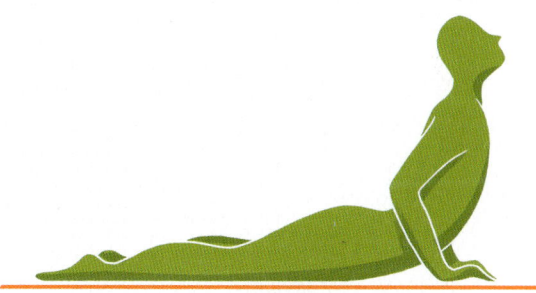

Kobra

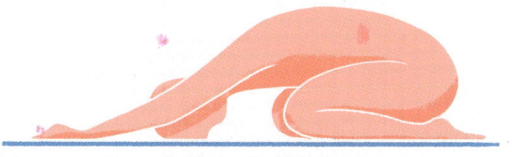

Stellung des Kindes

5. Atmung, Medi-
tation, Ruhe

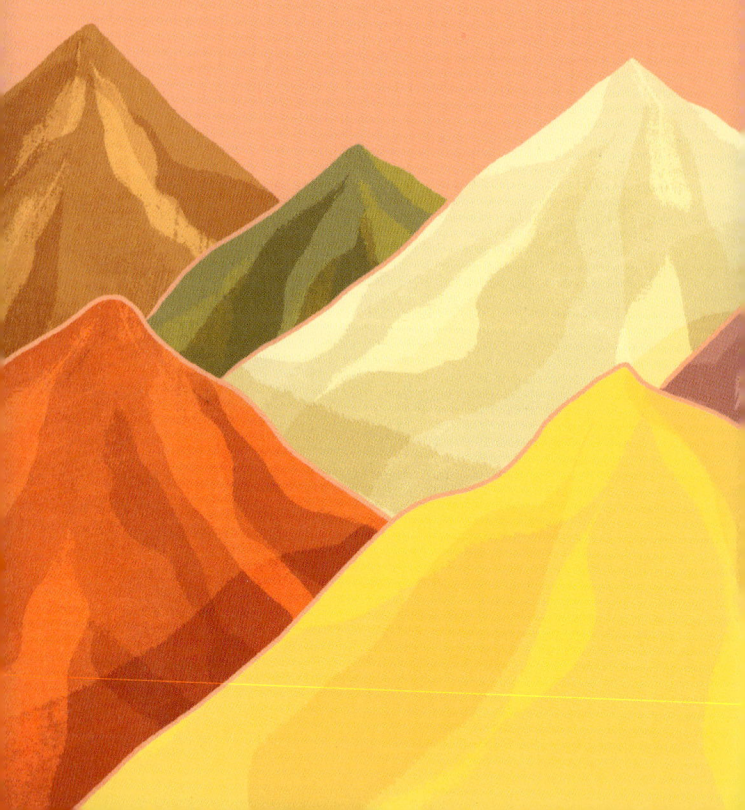

Atem und Meditation

Vielleicht denken Sie, das Atmen sei eine ganz unwillkürliche Sache, und zum Teil haben Sie damit auch recht. Wir alle atmen – ständig –, und wenn wir das nicht einigermaßen hinkriegen würden, wären wir jetzt nicht mehr hier. In diesem Buch aber geht es um mehr: Es geht darum, das Beste aus uns zu machen und zu schauen, wie uns die Atmung dabei unterstützen kann.

Pranayama, die uralte Atemkunst, ist eng mit dem Meditieren verbunden. Und zwar, weil sie uns durch achtsames Atmen in den gegenwärtigen Moment bringt. So lernen wir, zur Ruhe zu kommen, und finden den inneren Frieden, den wir brauchen, um uns zu erholen und den müden Geist zu erfrischen.

In diesem Kapitel zeige ich Ihnen Atemübungen für jedes der drei Doshas. Natürlich dürfen Sie auch die jeweils anderen Übungen machen. Suchen Sie sich einfach die aus, die Ihnen am meisten zusagen. Vermeiden Sie aber unbedingt jegliche Überanstrengung und tun Sie nichts, was sich nicht gut anfühlt.

ÜBUNG:

Die 4–4–Atmung

Beginnen wir mit einer Übung, die wir jetzt gleich zusammen machen können.

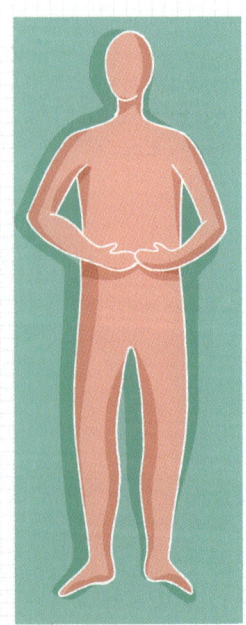

1. Setzen oder legen Sie sich an einem Ort hin, an dem Sie zehn Minuten ungestört sind. Machen Sie es sich bequem. Entspannen Sie und legen Sie die Hände unten auf Ihren Brustkorb.

2. Während Sie ganz normal ein- und ausatmen, folgen Sie der Bewegung auf ihrem Weg in die Lunge und ins Zwerchfell, wieder hoch und durch Hals, Mund und Nase hinaus.

3. Sobald Sie soweit sind, atmen Sie durch die Nase ein und durch den Mund aus. Beim Einatmen zählen Sie bis vier, desgleichen beim Ausatmen: *ein*, zwei drei, vier, *aus*, zwei drei, vier. Versuchen Sie, so harmonisch zu atmen, dass der Druck der Luft immer gleich bleibt. Fokussieren Sie sich ganz auf Ihren Atem.

4. Ob Sie alles richtig machen, spüren Sie am gleichmäßigen Heben und Senken des Brustkorbs unter Ihren Händen; ähnlich bewegen sich auch Ihre Schultern. Ganz wie im Schlaf: langsam, rhythmisch, stetig.

5. Stellen Sie sich vor, in die Handflächen zu atmen. Bewegen sie sich? Heben sie sich an, wenn Sie tief einatmen? Füllen Sie Ihren ganzen Brustkorb mit Luft und atmen Sie dann vollständig aus. Zählen Sie derweil immer weiter auf vier. Das Tempo dürfen Sie dabei gern variieren. Der Fokus bleibt jedoch stets bei Ihrem Atem.

6. Führen Sie diese Übung gute zehn Minuten lang durch. Kommt Ihnen ein Gedanke in den Kopf, nehmen Sie ihn freudvoll zur Kenntnis (Sie machen nichts falsch, Gedanken stellen sich nun einmal ein), dann fokussieren Sie sich wieder aufs Atmen.

7. Sobald Sie dazu bereit sind, fragen Sie sich:

   • Wie fühlt sich der Atem im Mund und in der Nase an? In der Brust und der Lunge?
   • Wie fühlt sich das Einatmen an? Und das Ausatmen? Wie empfinde ich die Fokussierung auf meinen Atem?

Prima! Die Praxis mit einer beruhigend wirkenden Atemtechnik wie dieser zu beginnen ist immer eine gute Idee. Sie stellt eine ideale Vorbereitung auf die folgenden Übungen zum körperlichen Ausgleich dar.

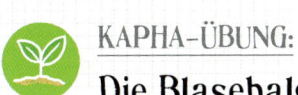

Die Blasebalg-Atmung (Bhastrika)

Kapha-Menschen sind oft langsam, manchmal auch träge oder lustlos. Zum Ausgleich Ihrer Gemächlichkeit brauchen sie Bewegung. Diese Atemübung sorgt für ein bisschen Feuer im Leib – und Kaphas sind gut beraten, danach gleich noch den Sonnengruß und Krieger II zu praktizieren.

I. Sie stehen, die Arme hängen locker zu beiden Körperseiten herab. Der Rücken ist so gerade wie möglich. Die Hüften befinden sich über den Füßen und die Schultern sind in einer Linie mit den Hüften. Der Kopf ist genau über dem Herzen und dieses über dem Becken. Können Sie die Schulterblätter zusammenbringen?

2. Atmen Sie einige Momente lang in dem 4-4-Muster, das wir eingangs geübt haben, dann fangen Sie an, sich zu bewegen.

3. Während Sie auf vier zählend kräftig durch die Nase und bis tief in den Bauch einatmen, führen Sie Ihre Arme schwungvoll über den Kopf (ohne sie abzuwinkeln).

4. Während Sie beim Ausatmen wieder bis vier zählen, führen Sie die Arme in die Ausgangsposition zurück.

5. Wiederholen Sie diesen Ablauf zwei Minuten lang und fokussieren Sie sich dabei ganz auf Ihren Atem, der in den Bauch fließt und ihn wieder verlässt, sowie auf die Bewegungen Ihrer Arme.

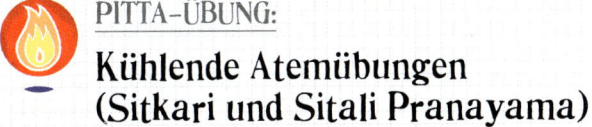

Kühlende Atemübungen (Sitkari und Sitali Pranayama)

Die Attribute heiß, glatt, leicht und scharf, die das Feuer-Dosha Pitta unter anderem charakterisieren, können uns zornig oder auch frustriert machen. Diese beiden Atemübungen wirken abkühlend und sorgen dafür, dass wir unser Tun reflektieren.

Sitkari

Vor dieser Übung praktizieren Sie am besten die 4-4-Atmung.

1. Nachdem Ihre Atmung stabil und gleichmäßig geworden ist, schließen Sie die Augen.

2. Ziehen Sie die Lippen mit aufeinandergelegten Zähnen so weit möglich in die Breite – wie eine zornige Comic-Katze. Das kommt Ihnen vermutlich seltsam vor, hat aber einen bestimmten Grund: Sie sollen nämlich die kühle Luft am Zahnfleisch spüren, denn genau darum geht es hier: um Abkühlung.

3. Während Sie gleichmäßig durch die Zähne einatmen, zählen Sie bis vier. Nehmen Sie das dabei
   entstehende kühlende Zischen wahr, das Mund und
   Kehle berührt und bis in Lunge und Bauch reicht.

4. Entspannen Sie die Lippen, schließen Sie den Mund
   und atmen Sie durch die Nase aus. Diesen Vorgang
   wiederholen Sie mindestens zwanzig Atemzüge lang.

Sitali

Für diese Übung müssen Sie Ihre Zunge einrollen können. Das klappt nicht? Dann stellen Sie sich ein Blatt
vor, das sich entrollt, oder einen Vogelschnabel. Diese
Bilder helfen, sich auf die Bewegung zu konzentrieren,
die Ihre Zunge machen soll.

1. Setzen Sie sich bequem hin. Visualisieren Sie Ihre
    Wirbelsäule als gerade Linie (vielleicht als ein straff
    zwischen Scheitel und Becken gespanntes Seil).
    Richten Sie Ihre Aufmerksamkeit auf die Atmung –
    während Sie wie gewohnt wiederholt bis vier zählen.
    Atmen Sie bis ganz tief in die Lunge hinein.

2. Atmen Sie durch den Mund ein und durch die Nase
    aus. Öffnen Sie den Mund zu einem O. Strecken
    Sie, wenn es geht, die Zunge raus und rollen Sie sie
    längs ein. (Anderenfalls denken Sie an das Blatt oder
    den Schnabel.) Atmen Sie nun durch die Zunge
    ein, als wäre sie ein Trinkhalm. Dann ziehen Sie sie
    wieder ein, schließen den Mund und atmen durch
    die Nase aus.

3. Wiederholen Sie diesen Vorgang acht Atemzüge
    lang. Atmen Sie dann achtmal normal tief ein, da-
    nach nehmen Sie erneut acht kühlende Atemzüge.

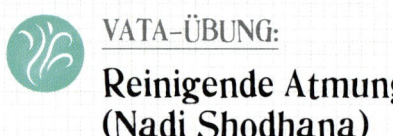

VATA–ÜBUNG:

Reinigende Atmung (Nadi Shodhana)

Die Grundcharakteristika trocken, kalt, leicht, spröde und beweglich haben zur Folge, dass Vata-Menschen schnell ängstlich und nervös werden. Diese Atemübung verhilft ihnen zu Klarheit und innerem Frieden. Bei Panik- oder Überforderungsgefühlen ist sie geradezu ideal.

1. Setzen Sie sich aufrecht hin. Visualisieren Sie Ihre Wirbelsäule als gerade Linie (oder auch als ein straff zwischen Scheitel und Becken gespanntes Seil).

2. Legen Sie sich Zeige- und Mittelfinger der rechten Hand über der Nase an die Stirn. Mit dem Daumen verschließen Sie Ihr rechtes Nasenloch und machen den Mund zu.

3. Atmen Sie bis acht zählend durch Ihr linkes Nasenloch ein. Dann verschließen Sie dieses mit dem Ringfinger und nehmen den Daumen weg. Wiederum auf acht atmen Sie durch Ihr rechtes Nasenloch aus.

4. Mit verschlossenem linken Nasenloch atmen Sie auf acht durch das rechte ein.

5. Verschließen Sie Ihr rechtes Nasenloch mit dem Daumen und nehmen Sie den Ringfinger weg. Ein weiteres Mal auf acht zählend atmen Sie durch das linke Nasenloch aus.

6. Wiederholen Sie diesen Prozess weitere elf Runden lang.

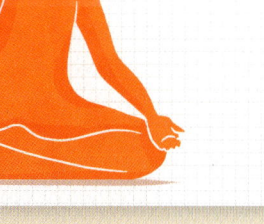

Was haben Sie gelernt?

Nachdem Sie die Atemübung für Ihr Dosha absolviert haben, fragen Sie sich:

- Wie fühlt sich der Atem in meinem Mund und in der Nase an? In der Brust? Der Lunge?
- Wie fühlt sich mein Körper beim Einatmen an? Und beim Ausatmen?
- Wie fühle ich mich nun – nach der ganzen Atemarbeit?
- Wie geht es mir nach so viel Zeit nur für mich?

Diese letzte Frage ist vielleicht die zentrale dieses Buches: Wie geht es mir nach so viel Zeit nur für mich? Was habe ich dabei gelernt? Was nehme ich aus dieser Erfahrung mit? Wie kann ich zu mehr Ausgeglichenheit gelangen?

Kommen wir also noch ein letztes Mal zusammen und reflektieren wir, was wir alles mitnehmen können. Legen Sie sich hin und überlegen Sie in Ruhe, wie Sie die Lektionen dieses Buches in Ihr Leben integrieren können. Sie können auf Ihren Körper hören, sich intuitiver ernähren, die Ruhe finden, die Sie brauchen, Dinge hinter sich lassen, die Sie aus dem Gleichgewicht bringen, und auch sonst alles tun, um zur bestmöglichen Version Ihrer selbst zu werden.